ullstein

Das Buch

Jeder Mensch besitzt sie – wunderbare und geheimnisvolle Selbstheilungskräfte. Mit Lutz Bannasch und Nina Ruge entdecken Sie das Geheimnis dieses alltäglichen Wunders – das komplexe Netzwerk eines hochspezialisierten Kontroll-, Abwehr- und Reparatursystems. Faszinierend sind die Regulationsmechanismen, spannend der Einfluss der Gene, der Psyche, der Hormone sowie unserer gesamten Lebensweise auf unsere Selbstheilungskräfte, die körpereigenen Bodyguards.
Die Konsequenz: Wir verfügen über einen immensen Einfluss auf unser Immunsystem und unsere Selbstheilungskräfte. Wir können sie mobilisieren und trainieren, sogar bei sehr ernsthaften Erkrankungen. Dazu gibt das Buch viele überzeugende Beispiele. Prominente wie Michael Lesch, Thomas Fuchsberger und Olaf Bodden erzählen, wie sie ihre Erkrankungen überwunden haben. Ursula Karven und Sandra Völker verraten ihre ganz persönliche Lebensführung, um körperlich und seelisch fit zu bleiben.
Und last but not least geben Dr. med. Annette Ruge und Dr. med. Ulrich Bauhofer aus ärztlicher Sicht nützliche Hinweise zur Infektvorbeugung bei Flugreisen und zur ayurvedischen Ernährung. Die Abwehrkräfte kennen, schützen, trainieren und stärken – dieses Buch zeigt, wie es geht: ganz ohne Medikamente.

Die Autoren

Nina Ruge war Studienrätin für Biologie und Deutsch und ist heute bekannt als Journalistin, UNICEF-Repräsentantin und Autorin diverser Bücher. Zehn Jahre lang moderierte sie *Leute heute* – das legendäre und erfolgreiche Peoplemagazin des ZDF.

Dr. med. Lutz Bannasch ist Immunologe mit eigener Praxis in München, Medizinjournalist und Sachbuchautor. Sein Expertenwissen schätzen Wissenschaftsredakteure beim Rundfunk und Fernsehen, in Zeitungsredaktionen – und natürlich seine Patienten.

www.kpni.de

Nina Ruge • Dr. med. Lutz Bannasch

Das Geheimnis der Selbstheilung

Wege zu einem starken Immunsystem

Ullstein

Besuchen Sie uns im Internet:
www.ullstein-taschenbuch.de

Hinweis:
Die Ratschläge in diesem Buch sind von den Autoren und vom Verlag sorgfältig erwogen und geprüft worden. Sie bieten jedoch keinen Ersatz für kompetenten medizinischen Rat. Jede Leserin und jeder Leser ist für sein eigenes Handeln selbst verantwortlich. Alle Angaben in diesem Buch erfolgen daher ohne jegliche Gewährleistung oder Garantie seitens des Verlages oder der Autoren. Eine Haftung der Autoren bzw. des Verlages und seiner Beauftragten für Personen-, Sach- und Vermögensschäden ist ausgeschlossen.

Die Autoren bedanken sich herzlich bei Frau Maren Franz für die redaktionelle Unterstützung bei der Erarbeitung des Buches.

Ungekürzte Ausgabe im Ullstein Taschenbuch
1. Auflage Januar 2008

Umschlaggestaltung: HildenDesign, München
(unter Verwendung einer Vorlage von Büro Jorge Schmidt, München)
Titelabbildung: Christian Schoppe/defd
Satz: LVD GmbH, Berlin
Gesetzt aus der Caslon und der Syntax
Repro: LVD GmbH, Berlin
Druck und Bindearbeiten: Officin Anderson Nexö Leipzig GmbH
Printed in Germany
ISBN 978-3-548-36964-8

Inhalt

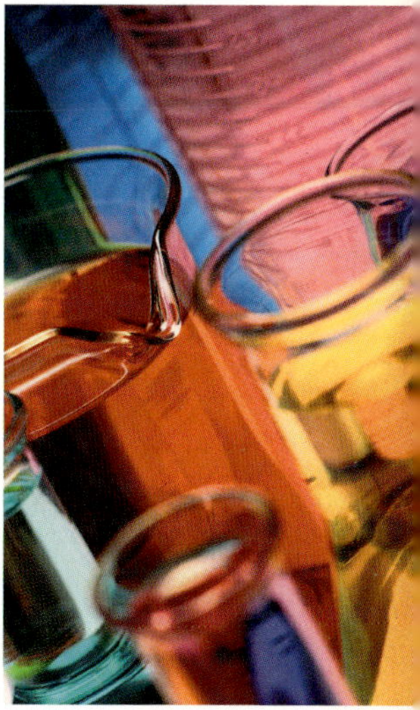

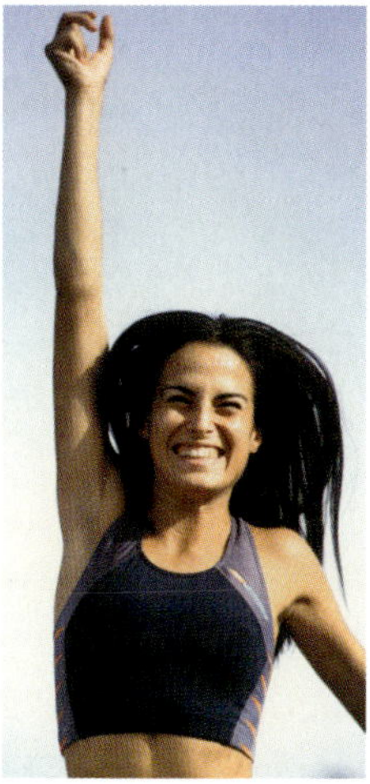

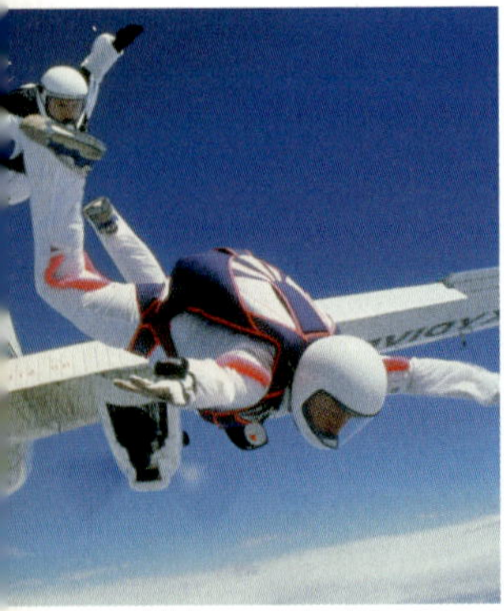

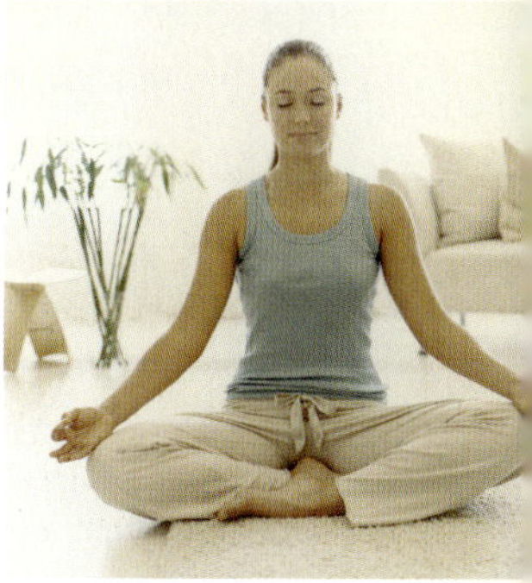

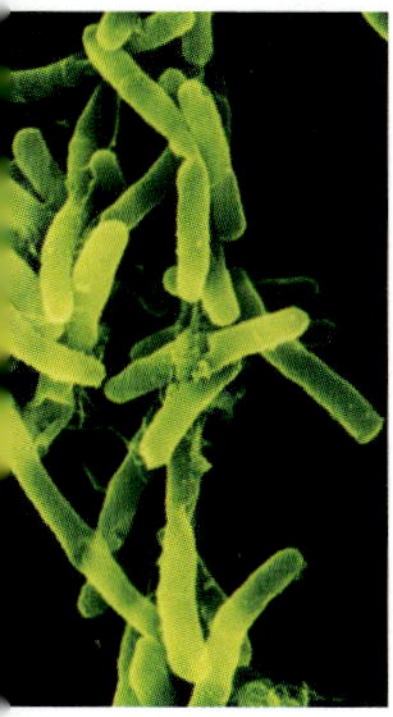

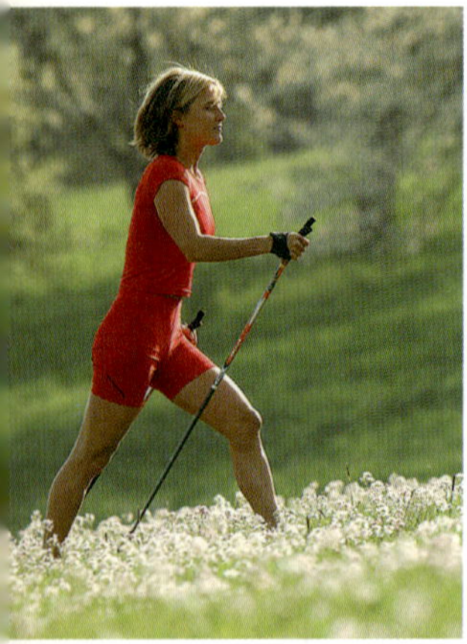

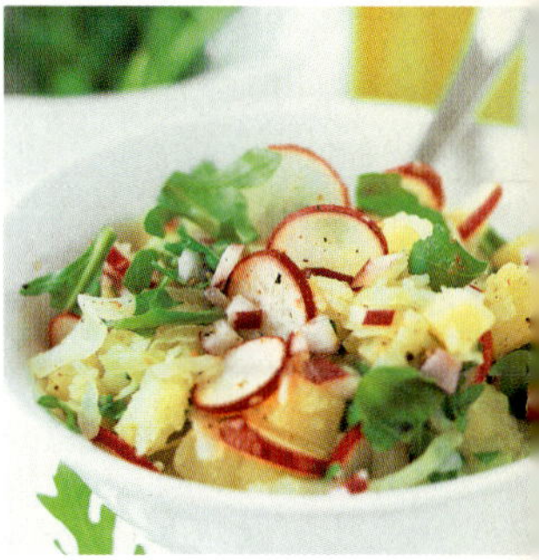

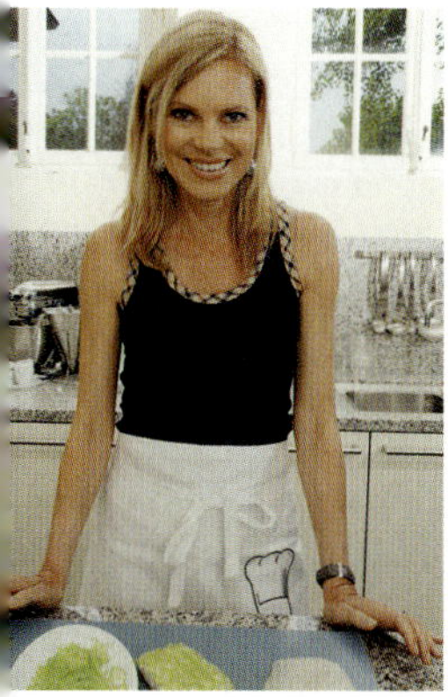

Vorwort

SELBSTHEILUNG – wir erleben sie tagtäglich und meist unbewusst sowie ganz selbstverständlich. Doch nur die wenigsten ahnen, welches Geheimnis und welches große Wunder der Natur dahintersteckt.
Eine Schnittverletzung, eine große Operationswunde, die sich verschließt, ein gebrochener Knochen, der wieder zusammenwächst, Schnupfen, Hals- oder Darminfekte, die unseren Körper wieder verlassen, aber auch der tägliche, unsichtbare Kampf gegen feindliche Eindringlinge oder bösartige Krebszellen – hier vollzieht sich das Wunder im Inneren unseres Körpers mit Hilfe eines hoch spezialisierten Kontroll-, Abwehr- und Reparatursystems.
Die Wissenschaft bringt immer mehr Licht in dieses Geheimnis und entwickelt immer effizientere Behandlungsmethoden.
Es lässt sich jedoch nicht nur mechanistisch erklären – der ganzheitliche Gedanke ist notwendig, denn dieses Netzwerk der Gesundheit unterliegt dem dramatischen Einfluss unserer Gene, unserer Psyche, unserer Hormone sowie unserer Ernährungs- und Lebensweise.
Schon seit Jahrhunderten wissen die Weisen und Heilkundigen aus aller Welt um die Wechselwirkungen der vielfältigen Faktoren, die unsere Gesundheit ganzheitlich bestimmen. Heute, im 21. Jahrhundert, versucht nun die Psycho-Neuro-Immunologie, diese uralten Erkenntnisse wissenschaftlich zu untermauern. Die Kernaussagen erweisen sich oft als verblüffend ähnlich.
Wir wollen Ihnen in diesem Buch aus verschiedenen Blickwinkeln heraus Wege zu einer ganzheitlichen Lebensführung aufzeigen, die unsere natürlichen Selbstheilungskräfte mobilisieren, damit Sie erst gar nicht Gefahr laufen, ernstlich zu erkranken. Dabei hilft die Erkenntnis, dass nur die Synthese vieler Einzelweisheiten zum gewünschten Ergebnis, nämlich dem perfekt regulierten Selbstheilungssystem, führen kann.
Um diese vielfältig ineinander greifenden Prozesse verstehen zu können, erschien es uns als unabdingbar, die komplexen Abläufe im Kör-

per des Menschen klar und allgemein verständlich zu erläutern.

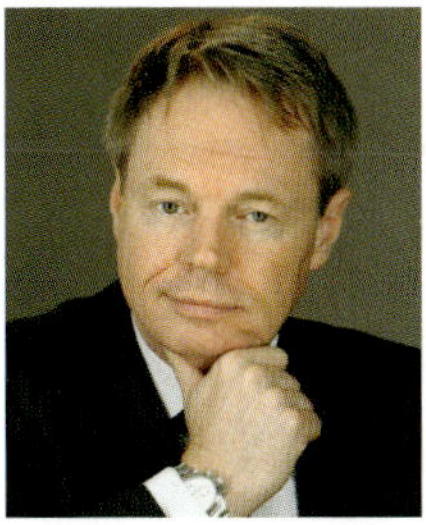

Für die Vermittlung dieser Mechanismen der Immunabwehr trete ich an: Dr. med. LUTZ BANNASCH. Ich bin Immunologe, Naturwissenschaftler und Therapeut, der täglich bei seinen Patienten die Folgen eines versagenden Immunsystems erlebt und behandelt, der aber auch die positiven Wirkungen einer konsequent gesunden Lebensführung und das Wunder der Selbstheilung kennt. Darüber hinaus zeigen die sehr persönlichen Schicksale, Erkenntnisse und Ratschläge der hier beispielhaft vorgestellten Patienten, dass mehr notwendig ist, als nur ein Symptom zu behandeln. Oft muss die gesamte Lebensweise und Lebenseinstellung auf den Prüfstand, um wieder gesund zu werden und gesund zu bleiben.

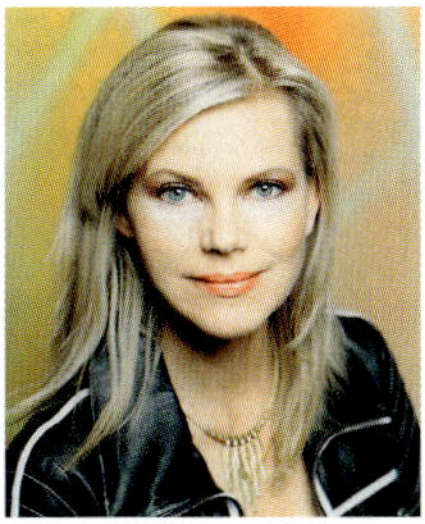

Um die sehr plastisch erklärten Mechanismen der menschlichen Immunabwehr noch weiter zu vertiefen, habe ich, NINA RUGE, Journalistin, Biologin und Autorin, umfangreiche Interviews geführt: mit prominenten Zeitgenossen, die zum Teil lebensbedrohliche Krankheiten überstanden (Michael Lesch, Thomas Fuchsberger, Hans-Jürgen Bäumler), die eine besondere Professionalität bezüglich gesunder Lebensführung entwickelt haben (Ursula Karven, Sandra Völker, Jan Ulrich) und deren berufliche Karriere grundlegende Veränderungen erfahren musste (Sven Hannawald, Olaf Bodden). Mich hat die Offenheit meiner Gesprächspartner sehr beeindruckt und auch berührt.
Bewundert habe ich aber auch, wie intensiv sich diese prominenten Patienten mit ihren Erkrankungen auseinander gesetzt haben, ja,

Spezialisten auf ihrem Gebiet wurden und damit Verantwortung übernahmen für ihren eigenen Gesundungsprozess, der sicherlich ohne ihr so bewusstes Mitwirken nicht die beschriebenen Heilungseffekte hätte aufweisen können.

Vielleicht fragen Sie sich, was mich dazu trieb, mich mit den Selbstheilungskräften des Menschen so intensiv zu befassen, dass daraus – gemeinsam mit dem Immunologen Dr. Lutz Bannasch – ein anspruchsvoller Ratgeber entstand.

Ganz einfach: Schon seit vielen Jahren setze ich mich mit vielen Aspekten der gesunden Lebensführung auseinander. Der Antrieb dazu hat viele Quellen. Zum einen war meine Mutter Ärztin und hat unsere ganze Familie sehr früh für dieses Thema sensibilisiert. Zum anderen haben sowohl meine Mutter als auch mein Vater schwere Krebserkrankungen gehabt – und beide zeigten so genannte spontane Remissionen, das heißt: Der Krebs verschwand auf wundersame Weise – um dann bei meiner Mutter nach über 30, bei meinem Vater nach 15 Jahren mit dann leider tödlicher Konsequenz zurückzukehren. Ich frage mich natürlich, wie so etwas geschehen kann. Meine Mutter überlebte einen stark metastasierten Hautkrebs wie durch ein Wunder über mehrere Jahrzehnte! Folglich wollte ich unbedingt verstehen, welche Kräfte im menschlichen Körper für Heilungsprozesse jeglicher Art zusammenwirken.

Ja, und dann möchte ich das, was sicherlich jeder von Ihnen, liebe Leser, unterschreiben wird: So lange wie möglich gesund bleiben, leistungsfähig, und das mit einem Körper, der sich einfach gut und fit anfühlt. Deshalb beschäftige ich mich mit den Fragen der gesunden Lebensführung schon lange – und ich praktiziere selbst etliches von dem, was wir in diesem Buch empfehlen.

Interessanterweise ergeben sich viele Parallelen zu dem, was meine prominenten Gesprächspartner an Erfahrungen sammeln konnten. Kein Wunder – die Grundlagen dessen, was es braucht, um seinen

Körper gesund zu erhalten, sind weder kompliziert, noch sind sie teuer oder fordern übermäßig viel Zeit und Kraft. Man muss sie nur befolgen. Und das für immer.

Dieses Buch soll Ihnen interessante Grundinformationen über Ihr Immunsystem geben, den Einfluss gesunder Ernährung, die positive Wirkung von Sport und richtiger Entspannung und den Zusammenhang ihrer Gefühle und ihrer Gesundheit erklären. Und es soll ein wichtiger Ratgeber bei den täglichen Fragen und Problemen rund um Ihr ganz persönliches Selbstheilungssystem sein.

Wir wollen Sie mit unserem Wissen und unseren Erfahrungen motivieren, jetzt damit anzufangen, täglich das Beste für Ihre persönliche Gesundheit zu tun, wieder gesund zu werden und Krankheiten vorzubeugen. Es macht viel mehr Spaß und Freude, als Sie denken!

ALLES WIRD GUT!

Ihre
Nina Ruge und
Dr. Lutz Bannasch

Nina Ruge – Check-up beim Immunologen

Nach einem persönlichen Gespräch stellt sich Nina Ruge in unserer Praxis vor, um einen gründlichen Gesundheitscheck machen zu lassen. Eine verschleppte – wegen ihrer vielen Termine nicht ausreichend auskurierte – Bronchitis war das einzige Gesundheitsproblem in der letzten Zeit. Sie weiß, dass kontinuierliche Vorsorgeuntersuchungen noch immer der beste Weg für eine gute Gesundheit sind. Für eine Frau Ende 40 wirkt sie erstaunlich fit, schlank und jugendlich, auf den ersten Blick kerngesund. Auffallend sind lediglich leichte Hautprobleme im Gesichtsbereich, deren Ursache eine so genannte periorale Dermatitis ist, eine Hautentzündung, hervorgerufen durch das jahrelange Schminken fürs Fernsehen und die trockene Studioluft.

Das Arztgespräch und die Untersuchung

Wir unterhalten uns über ihre Gesundheit.
Frau Ruge verträgt einige Nahrungsmittel sehr schlecht und möchte gern mehr über die möglichen Ursachen erfahren.
Es wurden schon eine ganze Reihe Untersuchungen und Laborbestimmungen durchgeführt, deren Ergebnisse wir uns gemeinsam anschauen.
Hier ergibt sich allerdings kein besonders auffälliger Befund.
Die regelmäßigen Vorsorgeuntersuchungen wie die Darmspiegelung und die beim Frauenarzt sind ebenfalls immer unauffällig gewesen.
? Ich frage sie, wie ihr Tagesablauf aussieht.
! Morgens um 6 Uhr aufstehen und jeden Tag, wenn irgend möglich, im Park joggen. Danach absolviert sie ein spezielles Yoga- und Fitnessprogramm. Dies ist schon wie ein Ritual.

Ihr Frühstück besteht nach den Regeln des Ayurveda nur aus heißem Zitronenwasser und Kaffee. Gegen 9 Uhr geht's zum Fernsehsender.
Ab jetzt wird vieles in ihrem Tagesablauf von »außen« bestimmt:
Zahllose Telefonate, Besprechungen, Interviews, Redaktionssitzungen, Abstimmung und Aufzeichnung der täglichen Fernsehsendung.
Sie verlässt gegen 18.30 Uhr den Sender, um dann oft noch weitere berufliche Termine, wie Firmen-Events oder Benefizveranstaltungen (Nina Ruge ist zum Beispiel auch eine sehr engagierte UNICEF-Botschafterin) zu moderieren. Wenn dies nicht der Fall ist, gibt es Termine und Meetings für zahlreiche Produkte um den Namen Nina Ruge herum – Bücher, eine selbst entworfene Schmuckkollektion, eine Porzellanserie, traditionelle Süßwaren und vieles mehr.

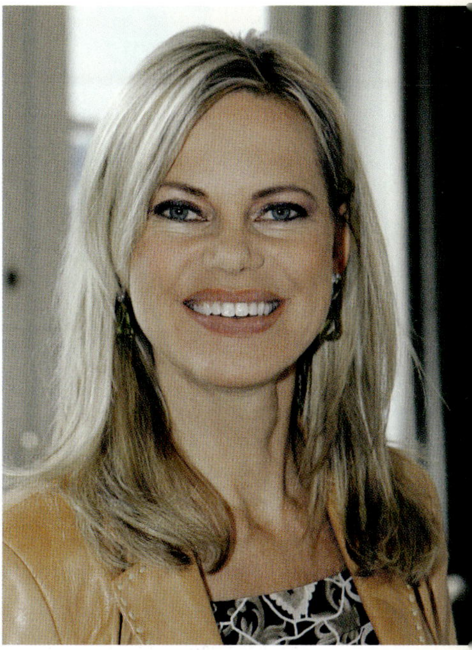

Alles wird gut – das ist meine Einstellung zum Leben –, bedeutet aber auch, dafür selbst aktiv etwas zu tun.

Gegessen hat Nina Ruge tagsüber nur wenig, dafür aber reichlich Kräutertee mit Vitamin C (Ascorbinsäure) und stilles Wasser getrunken.
Abends gibt es nach Möglichkeit nur ein leichtes Essen, kein Fleisch, meist Gemüse oder Fisch und ein Glas Wein.
Freizeit und das Privatleben finden in den wenigen Phasen ohne Termine statt, also eigentlich nur am Wochenende sowie im Urlaub und – aus ärztlicher Sicht gesehen – leider zu selten und meist auch zu kurz.

Also eine Patientin mit typischer »Stressanamnese«, wenn auch der »gute« Stress im Vordergrund zu stehen scheint.

? Ich frage sie nach regelmäßiger Medikamenteneinnahme.
! Täglich nimmt sie ein Multivitaminpräparat (Orthomol Vital f), eine Zinktablette, Calcium und Vitamin D für den Knochenstoffwechsel und abends eine Selentablette ein.
Infekte versucht sie möglichst mit pflanzlichen Mitteln und mit Nasenduschen zu bekämpfen (sie schwört auf Umckaloabo-Tropfen und Emser Salz).
Ein Antibiotikum hat sie schon lange nicht mehr gebraucht.
Überhaupt hat sie nur selten starke Infekte mit Fieber und sie fühlt sich meistens kerngesund. Gelegentlich kämpft ihr Körper allerdings heftig gegen einen Infekt. Manchmal kommt er erst in einer Ruhephase wie im Urlaub oder am Wochenende zum richtigen Ausbruch – so wie das übrigens sehr viele beruflich stark eingespannte Menschen beschreiben.

? Ob sie speziell etwas für die Verdauung tut?
! Vor kurzem hat sie eine Kur mit pflanzlichen Bitterstoffen gemacht, die ihr wohl ganz gut getan hat.

? War Frau Ruge jemals besonders schwer erkrankt oder gibt es schwere Erkrankungen in ihrer Familie?
! Sie selbst war bisher weitgehend gesund. Mit 16 Jahren musste sie wegen eines sehr schweren Pfeifferschen Drüsenfiebers mit Gelbsucht und der Gefahr eines Milzrisses ins Krankenhaus.
Ihre Mutter hatte ein Melanom mit Metastasen, wurde operiert und bestrahlt und überlebte dies wie durch ein Wunder 32 Jahre lang, bis sie eine Blutkrebserkrankung bekam (vielleicht durch die vielen Bestrahlungen?), an der sie schließlich verstarb.

Auch ihr Vater hatte eine schwere Blutkrebserkrankung, an der er, während dieses Buch entstanden ist, leider verstarb.
Also auch »schlechter« Stress (Disstress) in der Anamnese.

Nach einer gründlichen körperlichen Untersuchung, bei der nichts auffällig ist, schlage ich Nina Ruge einige weiterführende, bisher noch nicht durchgeführte Untersuchungen vor, um noch genauere Informationen über ihren Gesundheitszustand zu bekommen.
Alle bisherigen Laborergebnisse und Untersuchungen waren ja unauffällig.
Ein leichter Eisenmangel und eine leichte Blutarmut mögen ihre Ursache in der vegetarischen Ernährung haben.

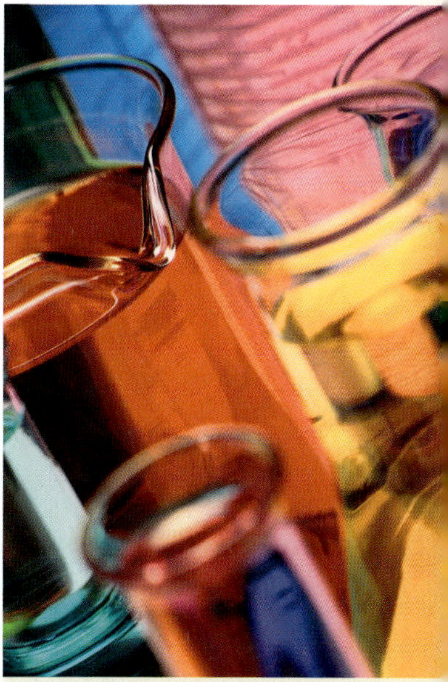
Blutwerte ermöglichen dem Arzt die Analyse der Immunabwehr.

Ich möchte wissen, wie das Immunsystem von Nina Ruge bei den langjährigen Belastungen durch den Berufsstress aussieht. Auch die verschleppte Bronchitis könnte messbare immunologische Spuren hinterlassen haben.
Ich vermute, dass einige typische Veränderungen zu finden sind, die diagnostisch weiterhelfen können.
Eine Messung der Immunzellen im Blut, spezielle Funktionstests und die Bestimmung so genannter Immunkomplexe ergänzen die bisher schon durchgeführte Diagnostik.

Auch ein Test auf Allergien und Unverträglichkeiten von bestimmten Nahrungsmitteln soll vorgenommen werden. Mit der Bestimmung von Antikörpern im Blut, die gegen typische Nahrungsmittel gerichtet sind, kann man krank machende Abwehrreaktionen gegen einzelne Substanzen feststellen und Allergien aufdecken.

Eine Untersuchung des Stuhls soll Aufschluss über die aktuelle Besiedlung des Darmes mit »guten« aber auch mit »schlechten« Keimen und Pilzen, der so genannten Darmflora, geben.
Die Barrierefunktion der Darmschleimhaut hängt ganz entscheidend von einer intakten Darmflora ab und ist unbedingt notwendig, um die mit der Nahrung aufgenommenen Nährstoffe in den Körper zu schleusen, aber auch, um den Körper vor schädlichen Fremdstoffen, Bakterien, Viren und Pilzen zu schützen.

Nach der Blutabnahme bei Nina Ruge verabreden wir einen neuen Termin in der Praxis zur Besprechung der Ergebnisse.

Ergebnisse aus dem Labor

Zwei Wochen nach dem ersten Praxisbesuch treffen wir uns, um die mittlerweile vorliegenden Ergebnisse zu besprechen.
Es fanden sich sehr gute Blutwerte für den Fettstoffwechsel wie Cholesterin (viel »gutes« HDL- und wenig »schlechtes« LDL-Cholesterin) und für den Blutzucker, sicherlich zurückzuführen auf die bewusst gesunde, fettarme Ernährung
Die Organwerte für Leber, Bauchspeicheldrüse, Nieren und Schilddrüse und auch die üblichen Hormonwerte waren alle im Normbereich.
Im Blutbild bestätigt sich eine leichte Blutarmut, die aber auch schon andere Ärzte festgestellt haben und die bei Vegetariern häufiger anzutreffen ist. Ursache ist ein leichter Eisenmangel.

Die Blutuntersuchung auf Viren zeigte den bereits früher abgelaufenen Infekt mit Epstein-Barr-Viren, die das Pfeiffersche Drüsenfieber ausgelöst haben und die bei einigen Patienten lang anhaltende schwere Erschöpfungszustände verursachen können (siehe auch Interview mit Olaf Bodden, Seite 32).
In der Regel überstehen die meisten Menschen diesen Virusinfekt jedoch weitgehend unbemerkt, ohne die Vollerkrankung mit massiven Schwellungen der Halslymphknoten, schwerstem Krankheitsgefühl, Fieber, Halsschmerzen und bleibenden Folgeerscheinungen zu bekommen. Man geht von einer »Durchseuchung« der Bevölkerung von ca. 70 Prozent aus, aber die meisten wissen gar nicht, dass sie diesen Virusinfekt bereits durchgemacht haben.
Einen anderen Virusinfekt mit so genannten Coxsackie-Viren hat Nina Ruge ebenfalls überstanden, möglicherweise ist dieses Virus im Körper auch noch aktiv, da ein entsprechender Messwert (IgA) erhöht ist. Typische Symptome für einen Infekt liegen allerdings nicht vor.
Bei den Coxsackie-Viren handelt es sich um eine relativ weit verbreitet vorkommende Virenfamilie, die typischerweise eine Sommergrippe, Schnupfen, Hals- und Schleimhautinfekte, aber auch schwere Herzmuskel-, Hirnhaut- und Darmentzündungen hervorrufen kann.

Wir hatten auch verschiedene Untersuchungen des Immunsystems von Frau Ruge durchgeführt:
Wie der Name schon sagt, handelt es sich um ein ganzes System verschiedener Zellen (weiße Blutkörperchen/Leukozyten, Lymphozyten, Fresszellen/Makrophagen) und deren Abwehrstoffe, die für eine funktionierende Immunabwehr verantwortlich sind.

Bei dem Befund von Nina Ruge fällt zunächst eine erniedrigte Anzahl der T-Lymphozyten auf, ein Hinweis auf eine nicht optimale Menge an Immunzellen. Außerdem findet sich ein Ungleichgewicht

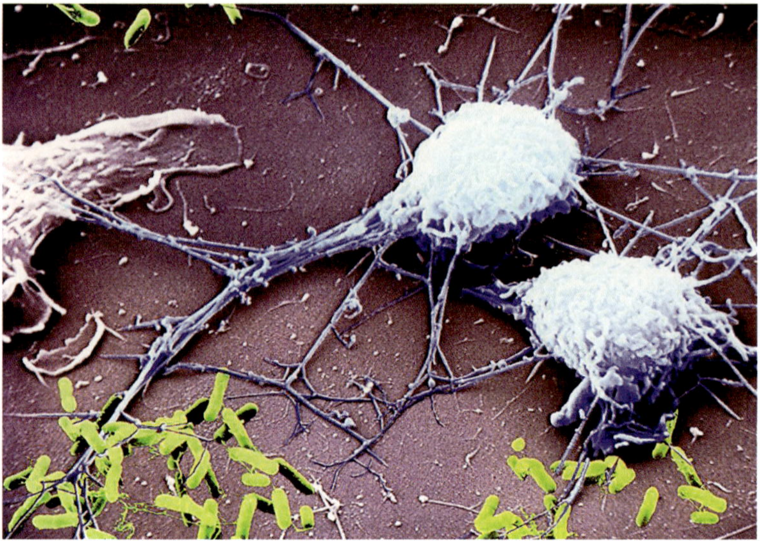

So sehen unsere »weißen Monster« aus – Fresszellen unter dem Mikroskop.

zwischen den »kämpferischen« und den »friedlichen« T-Lymphozyten (den so genannten T-Helferzellen und den T-Suppressorzellen). Die Helferzellen (die »Krieger des Immunsystems«) überwiegen, und das Immunsystem befindet sich grundsätzlich eher im »Kriegszustand« als im »Frieden«. (Das ist typisch für Erkrankungen aus dem entzündlichen Formenkreis wie Rheuma, Allergien, Autoimmunerkrankungen, entzündliche Darmerkrankungen usw.)

Außer der Menge und der Verteilung der einzelnen Immunzellen im Blut ist auch der Anteil von »aktivierten« Lymphozyten wichtig, also der Immunzellen, die gerade aktiv arbeiten. Diese geben einen Hinweis auf die derzeitige »Tätigkeit« der Immunzellen.

Bei Nina Ruge finden sich zu wenig aktivierte Lymphozyten – insbesondere die aktivierten T-Suppressor-Lymphozyten sind zu wenig vorhanden. Dies kann ein Hinweis auf ein erschöpftes Immunsystem sein. Ganz anders als es beispielsweise bei einer akuten Virusinfektion, wie sie Olaf Bodden hatte, der Fall ist. Hier stellt man zum Zeitpunkt der Infektion eine massiv erhöhte Anzahl aktivierter T-Lymphozyten als Ausdruck des akuten Abwehrkampfes gegen die feindlichen Eindringlinge fest . (Man findet dies übrigens auch bei starkem Pilzbefall im Darm.)

Auch die Anzahl der natürlichen Killerzellen (NK-Zellen) – einer sehr wichtigen Abwehrgruppe gegen Viren und auch gegen Tumorzellen – war zu niedrig, insbesondere der Anteil an natürlichen Killerzellen, die selbstständig, direkt und sehr aggressiv gegen unerwünschte Zellen und Fremdorganismen vorgehen – der so genannten zytotoxischen NK-Zellen.

Hier könnte die Ursache dafür liegen, dass Nina Ruge nur selten vehemente, fieberhafte und kurze Infekte hat (wie wir das von Kindern kennen), sondern mehr mit leichten (weil weniger stark abgewehrten!) »Anflügen« kämpft.

Immunkomplex-Erkrankungen

Von Immunkomplex-Erkrankungen spricht man, wenn sich eigene Antikörper und Fremdstoffe (Antigen-Eiweiße) von Bakterien und Viren – aber manchmal auch von Medikamenten – zu einem großen Komplex verbinden, der nicht mehr in der Blutbahn löslich ist und entsorgt wird, sondern der sich massenhaft an verschiedenen Körperstellen ablagert und dort eine Entzündung hervorruft. Meist sind die Gelenke, die Haut, die Nieren oder die Blutgefäße von diesen Entzündungen betroffen.

Die Laborergebnisse für so genannte zirkulierende Immunkomplexe – eine Art immunologischer Abfallprodukte, die selber wieder Entzündungen hervorrufen können – zeigen erhöhte Messwerte. Manchmal ist dies ein Hinweis auf eine chronische Entzündung oder ein

Hinweis auf eine eingeschränkte Funktion der Fresszellen (Makrophagen), die normalerweise diesen »Abfall« auffressen und entsorgen. Frau Ruge hat allerdings keine typischen Symptome für eine dieser möglichen Immunkomplex-Erkrankungen, und wir werden diese Werte später noch einmal kontrollieren – vielleicht sind sie noch eine Folge der verschleppten Bronchitis.

Bei der Untersuchung auf Nahrungsmittelallergien und -unverträglichkeiten erhielten wir weitere wichtige Befunde.
Es fand sich eine Antikörperbildung (also eine Art Abwehrreaktion) gegen zahlreiche Nahrungsmittel. Unter anderem gegen Sojaeiweiß, gegen Kuhmilcheiweiße (wie Vollmilch, Quark, Joghurt, Käse), Back- und Bierhefe (wie sie in zahlreichen Gebäcksorten, in pflanzlichen Aufstrichen, in Bier und anderen alkoholischen Getränken vorkommt) und gegen Ananas und Sonnenblumeneiweiß.
Hier lautet die einfache, aber eindeutige Empfehlung: Die jetzt bekannten Auslöser sind für längere Zeit zu meiden, um nicht immer wieder entzündliche allergische Reaktionen zu provozieren und damit ständig zu verstärken.

Was der Arzt empfiehlt

Nach den vorliegenden Ergebnissen empfehle ich Nina Ruge zur weiteren Optimierung ihrer Gesundheit Folgendes:

! Umstellung der Ernährung auf die Nahrungsmittel, die als gut verträglich getestet wurden und Weglassen der nachgewiesenen Allergieauslöser, insbesondere von Soja in jeder Form. Es herrscht ein »Sojaverbot«, also kein Tofu, keine Sojasprossen, kein Sojaöl und auch keine Medikamentenkapseln (!), in deren Hüllen manchmal Soja verarbeitet wird. Diese Nahrungsmittelkarenz sollte mindestens sechs Monate dauern.

! Für die Darmflora gibt es so genannte Probiotika in Kapseln oder Tropfen (Bactoflor, Omniflora, Symbioflor, Mutaflor), die milcheiweißfrei sind und die unverträglich getesteten Milchprodukte und Joghurts mit ihren guten Milchsäurebakterien ersetzen.
Die Calciumzufuhr, die üblicherweise aus den Milchprodukten erfolgt, wird mit einer Calciumtablette (500 bis 1000 mg täglich) ausgeglichen, um einer Knochenentkalkung (Osteopenie/Osteoporose) vorzubeugen.
Übrigens erfolgt der Einbau des Calciums am besten, wenn der Knochen mit Druck belastet wird, zum Beispiel beim Joggen oder Trampolinspringen.

! Ein Eisenpräparat gegen den Mangel und die leichte Blutarmut (Ferrosanol).

! Die zu hohe Anzahl der zirkulierenden Immunkomplexe wird weiter beobachtet, chronische Entzündungen müssen ausgeschlossen und gegebenenfalls behandelt werden.
Der Besuch beim Zahnarzt zum Ausschluss eines »Zahnherdes« (oft einer unbemerkten Entzündung eines wurzelbehandelten, nicht mehr schmerzleitenden »toten« Zahns) wurde bereits routinemäßig erledigt und auch im Hals-Nasen-Ohrenbereich ist bei Nina Ruge alles in Ordnung.

! Aufgrund der nachgewiesenen Immunstörungen empfehle ich eine immuntherapeutische Behandlung. Auch wenn bei Frau Ruge keine Krankheitssymptome vorliegen, so sollten die nachgewiesenen »Fehler« im Immunsystem auf jeden Fall doch korrigiert werden.

Die Fähigkeit des Immunsystems zur Gesunderhaltung des Menschen – und wenn notwendig auch zu seiner Selbstheilung – setzt ein optimal funktionierendes Immunsystem voraus und ist die beste Krankheitsprophylaxe.
Die moderne Medizin ermöglicht es uns mittlerweile, mit genauen Meßmethoden die jeweiligen Immunfunktionen des Menschen zu bestimmen, Fehler rechtzeitig zu entdecken und – wenn nötig – auch zu behandeln.
Die bei Nina Ruge reduzierten Killerzellen, der Mangel an zytotoxischen Killerzellen und die schwache Aktivierung der Lymphozyten können mit einer Art Immunimpfung behandelt werden – sie erhält für acht Wochen einmal pro Woche eine Injektion mit einem speziellen Immunstimulator unter die Haut.

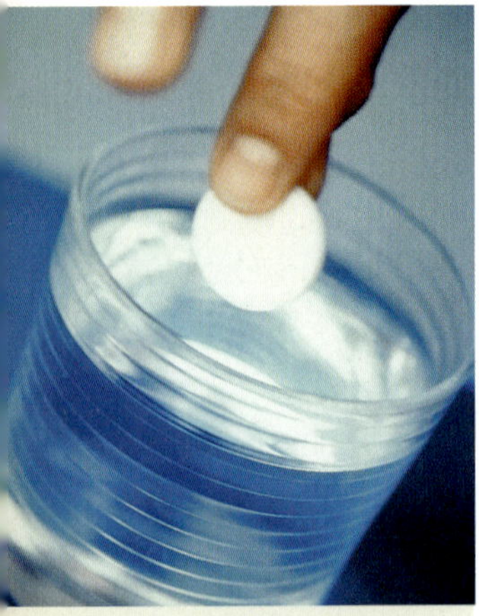

Besonders bei erhöhten Belastungen sind Nahrungsergänzungsmittel sinnvoll.

Außerdem sollte Nina Ruge weiter an einem optimalen Stressmanagement arbeiten, mit einer guten Balance zwischen beruflicher Anspannung und gezieltem Stressabbau/Entspannung mit Yoga, Meditation und leichtem Sport. Das sorgt für den Abbau von Stresshormonen und verbessert das Immunsystem.
Sport selbst darf aber nicht wieder zu einer neuen Stressquelle werden, wie das bei so manchen »ehrgeizigen« Hobbysportlern und bei vielen Profisportlern der Fall ist.
Sport wird dann nämlich zum Krankheitsauslöser und nicht zur Gesundheitsquelle (siehe Interview mit Sven Hannawald und Hans-Jürgen Bäumler, Seite 73 und 122).

! Regelmäßiges, moderates Herz-Kreislauf-Training und das Meiden von Übergewicht sind wei-

Warum Nahrungsergänzungsmittel?
Heute sind durch die industrielle Massenproduktion in vielen Nahrungsmitteln sowie im Gemüse und im Getreide nicht mehr ausreichend Nährstoffe enthalten, so dass die gezielte Nahrungsergänzung immer wichtiger wird.
Wissenschaftler und Ärzte haben mittlerweile die Wirkung vieler Vitalstoffe in seriösen Untersuchungen belegt und sehr gut abgestimmte Kombinationspräparate entwickelt, die zusätzlich als Nahrungsergänzung eingenommen werden können.
Besonders wichtig ist der Gehalt an Radikalfängern wie Vitamin C, Vitamin E, Co-Enzym Q 10 und Selen, an Flavonoiden und an essentiellen Fettsäuren.

Eine bewusste Ernährung mit wenig Kohlenhydraten, wenig Zucker, wenig tierischem Fett, viel Omega 3- und Omega 6-haltigen Fetten aus Seefisch und hochwertigen Pflanzenölen wie Olivenöl, weniger Fleisch und viel Gemüse ist weiterhin die Basis einer guten Versorgung des Körpers mit Lebensenergie. (siehe auch Kapitel Ernährung – Basis des Lebens).

tere Grundregeln für eine gesunde Lebensführung und ein gutes Immunsystem, die aber für Frau Ruge schon lange selbstverständlich sind.

! Die gezielte Ergänzung der täglichen Nahrung mit Nahrungsergänzungsmitteln, die essentielle Fettsäuren, Vitamine und Spurenelemente enthalten, soll Nina Ruge fortsetzen, insbesondere da bei Vegetariern manchmal Mangelzustände auftreten können. Gelegentliche Laborkontrollen der Eisen- und Selenspiegel sind dann allerdings zu empfehlen.

Meiner nicht kranken »Patientin« Nina Ruge kann ich also einerseits beste Untersuchungsergebnisse bestätigen, andererseits empfehle ich aber doch ein paar Maßnahmen für eine noch bessere, insbesondere langfristig und prophylaktisch gesehene Immunabwehr.

Das Ergebnis wollen wir bei einer Nachuntersuchung in vier Monaten überprüfen und eventuell dann weitere Maßnahmen festlegen.

Immunstimulator und Impfung – was ist das?

Ein Immunstimulator soll das Immunsystem anregen oder verändern (modulieren), damit es seine lebenswichtigen Aufgaben optimal erfüllt.
Immunstimulatoren werden entweder gespritzt oder eingenommen. Bei einer Impfung werden nicht krank machende Informationen über Krankheitserreger dem Immunsystem angeboten, damit die Immunzellen eine passende Abwehr gegen die Erreger, zum Beispiel von Kinderlähmung, Tetanus, Hepatitis, Röteln, Masern oder Mumps entwickeln.
Eher unspezifisch, also nicht gezielt, kann man das Immunsystem mit pflanzlichen Immunstimulatoren beeinflussen, die ebenfalls gespritzt oder eingenommen werden. Am bekanntesten sind sicherlich Mistelpräparate, aber auch mit anderen Pflanzenpräparaten können immunologische Effekte erzielt werden.
Auch tierische Eiweiße (Organpeptide) wie zum Beispiel Eiweißketten vom Thymus oder der Milz von Schweinen oder Schafen werden als Immunstimulatoren eingesetzt. Sie sind in der Apotheke erhältlich. Auch nicht mehr krank machende Bestandteile von typischen Bakterien, die Atemwegs-, Harnwegs- oder Vaginalinfekte auslösen, werden zur Immunstimulation verwendet.

Heute werden schon bei Krebserkrankungen dem Immunsystem mit einer Tumorimpfung (Tumorvakzine) Informationen über die bösartigen Zellen oder die Krebsauslöser angeboten, damit die Immunzellen des Patienten diese Informationen lernen und Krebszellen ganz gezielt bekämpfen können.

Körpereigene Immunzellen, so genannte dendritische Zellen, welche innerhalb des eigenen Immunsystems anderen Immunzellen Fremd-

stoffe (Antigene) und entartete Zellen präsentieren, werden heute ebenfalls schon als Impfung verwendet, um das Immunsystem gezielt »scharf« und aktiv zu machen.
Sie können sogar mit lebenden (nicht mehr vermehrungsfähigen) Tumorzellen des Krebspatienten beladen werden oder auch mit – teils schon künstlich herstellbaren – Tumoreiweißen, die als Informationsmaterial für das eigene Immunsystem dienen.

Auch so genannte monoklonale Antikörper – also Antikörper, die alle dieselbe Funktion aufweisen, weil sie aus einer vorher genau definierten Zelllinie (Klon) im Labor gezüchtet wurden, werden heute mehr und mehr zur gezielten Immunmodulation schwerer Erkrankungen wie Lymphkrebs, entzündliche Darmerkrankungen (Morbus Crohn), Rheuma und Brustkrebs eingesetzt.

Die moderne Medizin entwickelt in diesem Bereich zunehmend besonders raffinierte neue Immuntherapien, deren bisherige Erfolge Anlass zu großer Hoffnung geben und eine neue Ära der Immuntherapie von chronischen Erkrankungen und von Krebserkrankungen eingeleitet haben.

Die Nachuntersuchung – Was sich verändert hat

Nina Ruge fühlte sich auch in den vergangenen vier Monaten weiterhin kerngesund und war zwischenzeitlich voller Energie, Leistungsfähigkeit und ohne Infekte.
Sie hat sich an die Empfehlungen gehalten, ihre Ernährung umgestellt, Eisen und Probiotika eingenommen und sich die Immunspritzen geben lassen.
Nur der Berufsstress ist leider überhaupt nicht weniger geworden.

Mit einer Blutuntersuchung kontrollieren wir, ob sich in dieser kurzen Zeit schon messbare Verbesserungen ergeben haben:

! Der Eisenspiegel ist jetzt normal und die leichte Blutarmut ist nicht mehr nachweisbar.

! Die Menge der Immunzellen hat zugenommen, das allzu »kriegerische« Verhältnis der Helfer- und Suppressorzellen hat sich verbessert, ist aber noch nicht optimal.

! Die zu geringe Aktivierung der Immunzellen und auch die zu wenigen natürlichen Killerzellen (NK-Zellen) haben sich wieder vollkommen normalisiert, sicherlich der Effekt der immunstimulierenden Spritzen und eine gute Nachricht aus dem Immunsystem, denn es zeigt, dass es schnell und flexibel reagieren kann!
Die zirkulierenden Immunkomplexe sind weiterhin etwas zu hoch und müssen in einem halben Jahr noch einmal kontrolliert werden – vielleicht hat sich die Ernährungsumstellung noch nicht vollständig ausgewirkt und es besteht weiterhin eine Art Entzündung im Immunsystem.

! Nina Ruge soll ihren bewusst gesunden Lebensstil pflegen und fortführen – gute Ernährung, regelmäßiger Sport, regelmäßige innere Ruhe und Balance durch Yoga und Meditation sowie ganz allgemein eine Reduktion des gesamten Stressniveaus. Ob dieser ärztliche Ratschlag allerdings von einer Businessfrau wie ihr umgesetzt werden kann?

Die Psycho-Neuro-Immunologie beschäftigt sich mit den Erkenntnissen, dass es einen engen Zusammenhang zwischen der Psyche, dem Nervensystem, den Hormonen und dem Immunsystem gibt.

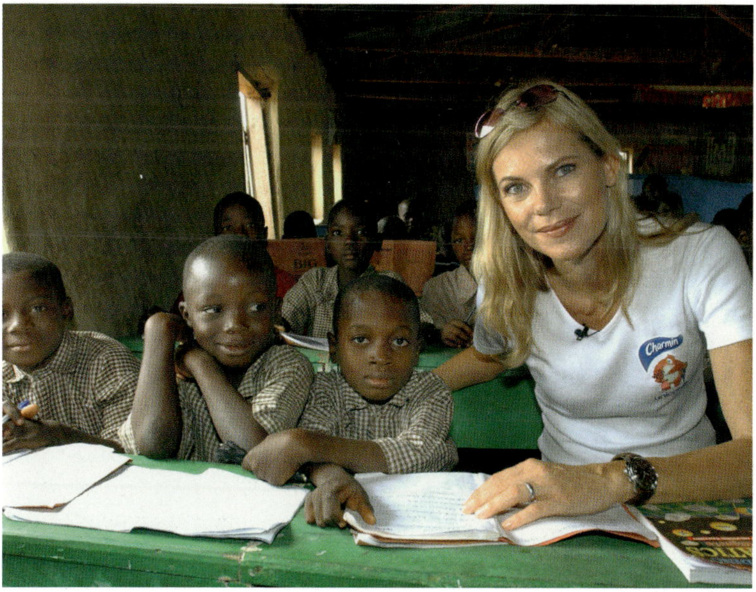

Hoffnung für ein zerrüttetes Land: Nina Ruge besucht auf einer Projektreise Schulen in Nigeria, die von UNICEF aufgebaut wurden.

Das Immunsystem lässt sich jedenfalls am besten langfristig mit einer konsequent gesunden und psychisch ausgeglichenen Lebensführung stärken und fit halten, damit es seine Aufgaben der Gesunderhaltung und Selbstheilung optimal erfüllen kann.

Unsere Körperfunktionen sind sehr empfindsam und streben grundsätzlich nach Harmonie und Balance.
Auch in meiner Praxis erlebe ich immer wieder, dass bei vielen Menschen mit einer positiven Grundstimmung und einer gesunden Lebensführung Heilprozesse schneller und wirksamer verlaufen.

Die Mediziner der Antike wussten also schon, wovon sie sprachen, wenn sie feststellten: »mens sana in corpore sano« – »Ein gesunder Geist lebt in einem gesunden Körper.« Das sollten auch wir beachten.

Unser Immunsystem – ein schlagfertiges Team

Ihr Immunsystem ist aus der Balance geraten? Stress, mangelnde Bewegung und falsche Ernährung hat ihren Körper und ihr Immunsystem unflexibel und kraftlos gemacht? Dann ändern Sie jetzt Ihr Leben. Lernen Sie Ihre körpereigene Abwehr, Ihren inneren Arzt, kennen. Schalten Sie ihn in den Heilungsprozess ein und finden Sie heraus, was ihn stärkt.

»Kein Organ kann für sich alleine tätig sein, sondern nur im Zusammenhang mit dem ganzen Körper. Eine Heilung kann nur zustande kommen, wenn alle Organe sich gemeinsam in den Dienst der Abwehr stellen.« *Paracelsus (1493–1541)*

Einsam läuft ein Sportler auf der Tartanbahn seine Runden. Er kämpft gegen die Uhr, gegen den inneren Schweinehund und nicht zuletzt gegen seinen eigenen Körper. Denn sein Körper tritt massiv auf die Bremse. Jeder lebendige Organismus versucht, so wenig Energie wie möglich zu verbrauchen, um Vorräte für Notzeiten anzulegen. Sport kommt in unserem archaischen Gedächtnis nicht vor und ist ein Luxus der zivilisierten Gesellschaft. Unser Körper will uns beim Sport daher vom unnötigen Energieverschwenden abbringen. Die Atmung fällt schwer, die Beine brennen, die Füße schmerzen. Erst wenn der Sportler diesen Punkt überwindet, schalten wir um. Nun ist der Körper auf Flucht eingestellt. Unser Gehirn sendet an alle Zellen die Nachricht: Flucht! Gefahr! Und mobilisiert alle Reserven. Die Hindernisse werden fortgeräumt, und wir laufen wie von selbst. Der gesamte Körper stellt sich nun auf die vermeintliche Notsituation ein. Das sauerstoffreiche Blut strömt bevorzugt in Arme und Beine. Die Verdauung und das Immunsystem werden als für das Überleben unnötige Elemente erst mal in Ruhephasen versetzt. Diesen Punkt, an dem der Körper umschwenkt, nennen die Sportler »Running high«. Ist dieser Punkt erst einmal erreicht, nehmen die ausgeschütteten Endorphine die Schmerzen weg und lösen Glücksgefühle aus. Erfahrene Läufer erreichen diesen Bereich nach etwa einer Stunde. Danach können sie ohne zu ermüden einfach weiterlaufen. Daher sehen trainierte Marathonläufer oft so entspannt aus. Die Erschöpfung kommt erst später, wenn der Körper auf »Gefahr vorbei« umgeschaltet hat und die Endorphinausschüttung drosselt. Unser Läufer auf dem Sportplatz hat seinen »Running high« schon überwunden und läuft entspannt noch ein paar lockere Runden zum Ausklang. Diese Entspannungsphase ist für unseren Körper extrem wichtig, um die ausgeschütteten Botenstoffe, Stresshormone und Neurotransmitter wieder abzubauen. Etwa vier Stunden brauchen wir, um nach einem Training das Immunsystem wieder auf sein ursprüngliches Maß zu heben, da sich während des Sports die Zahl der natürlichen Killerzellen drastisch verringert. Langfristig erhöhen kurze Trainingseinheiten die Leistungsfähigkeit unseres Immunsystems. Wird der Sport jedoch zum Stress und der Trainingserfolg zum Leistungsdruck, kehrt sich der positive Effekt des Sports um.

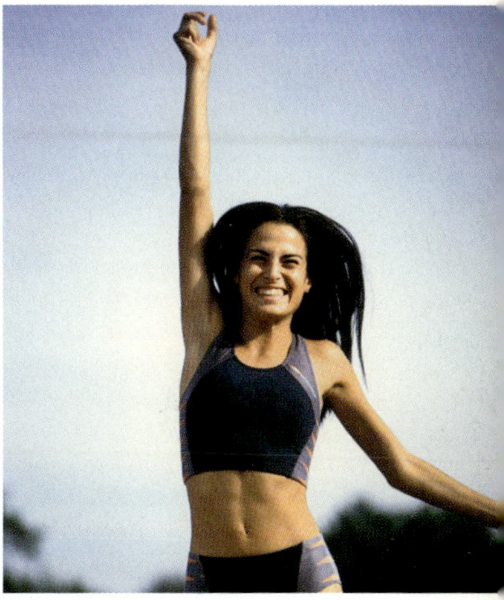

Glücksgefühl nach einer sportlichen Leistung – der ganze Körper ist in Freude.

Ein Spitzensportler, der nur zu schmerzhaft am eigenen Leib erfahren hat, wie eng das Immunsystem, die körperliche Leistungsfähigkeit und die Gesundheit überhaupt zusammenhängen, ist der ehemalige Fußballprofi Olaf Bodden. Im Gespräch mit Nina Ruge schildert er eindrucksvoll seinen Kampf um ein intaktes Immunsystem.

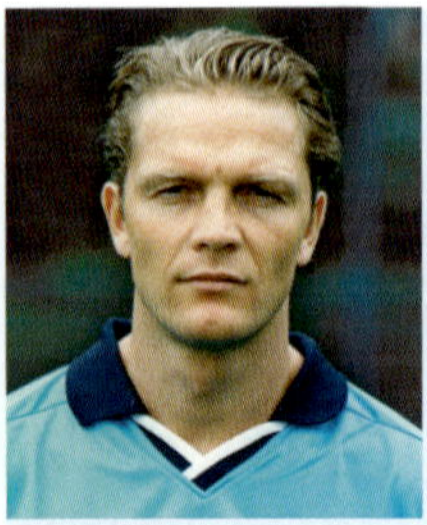

»Die Hoffnung stirbt immer zuletzt. Und bei mir hat sie keinen Anlass mehr zu sterben.«

OLAF BODDEN war Bundesligaprofi, gefürchteter Torjäger bei 1860 München mit hervorragenden Karriereaussichten. Bis ihn das Pfeiffersche Drüsenfieber erwischte. Es wurde spät erkannt, zu spät. Denn mehrere Rückfälle folgten, Schwerstinfektionen und Autoimmunreaktionen. Am 21. Dezember 1997 bestritt er sein letztes Spiel. Heute ist Olaf Bodden berufsunfähig, kämpft hauptamtlich um Erstattung der immensen Kosten durch seine Krankenkasse – und für eine vollständige Gesundung.

NINA RUGE: *Wieso hat es so lange gedauert, bis das Pfeiffersche Drüsenfieber bei Ihnen diagnostiziert wurde?*
OLAF BODDEN: Ich war ja topfit gewesen. Da schert man sich nicht um ein paar grippale Symptome. Doch dann hat mich diese immense Schwäche einfach umgehauen. Ich fühlte mich furchtbar schlapp, müde und null belastbar. Die Blutuntersuchung ergab nichts – wenn's danach gegangen wäre, hätte ich kerngesund sein müssen. Ich hatte schon Angst, als Simulant zu gelten. Heute, nachdem ich mich intensiv mit meinem Krankheitsverlauf beschäftigt habe, weiß ich, dass gerade diese extreme Schwäche typisch für Pfeiffersches Drüsenfieber ist. Und das Epstein-Barr-Virus, das dafür verantwortlich ist, lässt sich im Blut nicht nachweisen. Nur die Antikörper. So kamen wir erst durch Zufall auf die richtige Diagnose – durch einen Bekannten. Als die Krankheit dann nachgewiesen war, habe ich sofort pausiert. Denn ich wusste:

Nur wer sich komplett auskuriert und absolute Ruhe gönnt, kann die Krankheit überwinden. Es hat zwar ein halbes Jahr gedauert, aber dann war ich wieder voll leistungsfähig.

? *Und wie kam es dann zum chronischen Immundefekt?*
! Ich bekam einfach einen neuen grippalen Infekt – und sofort war die furchtbare Schlappheit wieder da. Mehrere Rückfälle folgten, immer mit extremer Schwächung. Mein Immunsystem war wohl durch den Leistungssport in Kombination mit dem Epstein-Barr-Virus stärker angegriffen als vermutet.
Es war schrecklich, mein Körper hat dann Auto-Antikörper gebildet, die haben meine Schleimhäute aufgelöst – allein schon Wasser zu trinken bereitete mir höllische Schmerzen. Meine Darmschleimhaut, die Magenschleimhaut – beide funktionierten nicht mehr. Weder als Barriere für Keime noch als Schleuse für lebenswichtige Nährstoffe. Ich nahm 35 Kilo ab – und habe zwei Jahre fast ausschließlich im Bett verbracht. Das ist für einen wie mich, der zupacken, der siegen will, der reinste Horror. Über sechs Monate hatte ich so gut wie keine natürlichen Killerzellen. Anhand meiner B-Zellen wurde analysiert, dass ich Autoimmunreaktionen nicht nur gegen meine eigene Schleimhaut, sondern auch gegen meine Immunzellen und Nervenzellen zeigte.

? *Wieso hat dieses Leiden zwei lange Jahre gedauert?*
! Markus Babbel hatte nach mir das Pfeiffersche Drüsenfieber bekommen. Auch er litt unter Nervenentzündungen. Doch bei ihm wurde das alles viel schneller diagnostiziert und behandelt. Ich war der erste Prominente, der solch ein Syndrom hatte – ich wurde sozusagen zum Lehrbeispiel für andere. Mein Mannschaftsarzt war

nun mal kein Immunologe …

? *Was hat Ihnen dann dauerhaft geholfen?*
! Zum einen musste ich mich psychisch wieder aufbauen. Ich war damals 28 Jahre alt, hatte Familie, hatte Angst, meinen Beruf nie wieder ausüben zu können – ich habe mir wirklich große Sorgen gemacht. Zum anderen hat mich nach meinem Auftritt bei Günter Jauch in STERN TV ein Immunologe aus Düsseldorf kontaktiert. Von ihm habe ich mich zum ersten Mal verstanden gefühlt. Ich bin zu ihm nach Düsseldorf gegangen und habe dort bei einem Freund gewohnt. Ich brauchte eine wahnsinnige Portion Geduld, bis ich die ersten Erfolge spürte.
Erst nach einem Jahr ging es mir wirklich besser. Und ich hatte in diesem Jahr nichts anderes als täglich immunstabilisierende Infusionen bekommen: Vitamine, Spurenelemente, Mineralstoffe, Immunglobuline, Wachstumshormone – die stimulieren die Killerzellen …

? *Und trotzdem waren Sie weit davon entfernt, gesund zu sein?*
! Sehr weit. Als ich nach diesem Jahr endlich wieder zu Hause war, bekam ich hohes Fieber – eine Kopfinfektion. Ein Virus hatte die Hirnschranke überwunden und das Zentrale Nervensystem befallen. Es war eine neue Folter. Ich ertrug kein Licht, konnte nicht lesen … Doch nach dieser Infektion ging es rapide aufwärts. Ich denke, der chronische Immunschwächezustand war akut geworden, und deswegen konnte ich ihn dann überwinden. Immerhin konnte ich wieder denken, ich konnte lesen – und sogar essen!

Pfeiffersches Drüsenfieber

Diese auch als Kusskrankheit oder Studentenfieber bezeichnete Viruserkrankung wird durch das Epstein-Barr-Virus ausgelöst. Die durch Tröpfchen übertragenen Erreger lösen nach einer Inkubationszeit von 8 bis 21 Tagen akute fieberhafte Symptome aus. Die Lymphknoten, speziell im Hals, sind stark geschwollen und schmerzen heftig. Manchmal kommt es zu einer massiven Milzvergrößerung. Die Symptome werden häufig nicht richtig erkannt und als Mandelentzündung behandelt. Nach Abklingen der akuten Symptome kann es zu lang anhaltenden Erschöpfungsphasen kommen. Man geht nach heutigem Forschungsstand davon aus, dass diese Viren oder nahe Verwandte im direkten Zusammenhang mit dem Erschöpfungssyndrom stehen (Chronic Fatigue Syndrome CFS). Ob eine Infektion mit dem Epstein-Barr-Virus vorliegt, kann eine Blutdiagnose klären. Behandeln lassen sich jedoch nur bakterielle Folgeinfekte und Symptome wie Halsschmerzen und Fieber.

Die dramatische Krankheitsgeschichte von Olaf Bodden zeigt auf eindringliche Weise, dass der Zustand von Gesundheit oder Krankheit von vielen Faktoren gleichzeitig abhängt und eine Heilung nur auf mehreren Ebenen möglich ist.

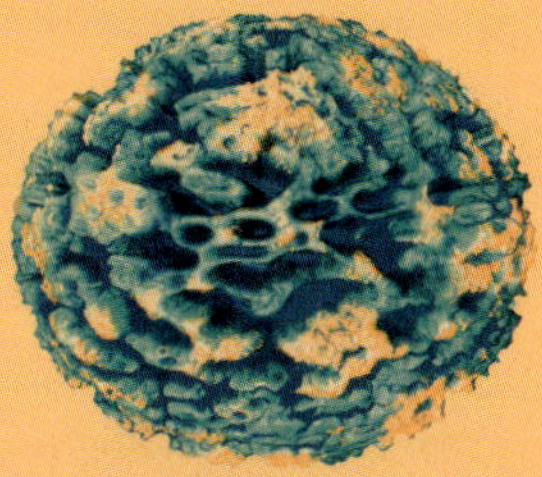

Unscheinbar, aber gefährlich: Das Epstein-Barr-Virus wird durch Tröpfcheninfektion übertragen.

? *Wie haben Sie Ihre Ernährung auf die Krankheit eingestellt?*

! Ich hatte ja einen ganzen Strauß an Allergien bekommen. Da war so vieles, was ich nicht essen konnte: Rohkost zum Beispiel überhaupt nicht, keinen Salat – nichts. Ich baue auch heute noch vor allem auf Vitaminpräparate, auf Supplement Food. Das bekam ich damals per Infusionen, weil es über den Mund, über den normalen Weg aufgenommen, unwirksam war.

Heute nehme ich Gemüsetabletten, Spirulina-Algen, einen Vitaminkomplex. Getrocknetes Obst vertrage ich gut, vieles andere macht mir noch Magen-Darm-Probleme.

? *Noch ist also längst nicht alles gut.*

! Noch bin ich nicht gesund – und was mich frustriert: Ich kann die immunologische Behandlung nicht weiterführen, weil mir das Geld fehlt. Bislang habe ich dafür rund 200 000 Euro investiert, und die Krankenkasse weigert sich, das zu erstatten. Die Begründung ist haarsträubend: Ich hätte nicht nachgewiesenermaßen CFS, also das Chronic Fatigue Syndrome. Obwohl ich laut Gutachten genau deswegen bereits offiziell verrentet bin und diese Diagnose von mehreren Seiten bestätigt wurde. Ich kämpfe weiter, das steht fest.

Gesundheitlich habe ich jedenfalls einen Sieg errungen: Ich habe keine Autoimmunprobleme mehr, die Auto-Antikörper sind verschwunden. Doch die zermürbende Schwäche ist geblieben. Ich kann mich einfach nicht anstrengen, sonst habe ich am nächsten Tag starke Kopf-, Muskel- und Gelenkschmerzen, auch Magen-Darm-Probleme.

? *Sie haben im Umgang mit Ihrer Krankheit – seit 1996!!! – eine fast übermenschliche Stärke gezeigt. Ohne diese wären Sie heute vielleicht immer noch bettlägerig …*

! Ja, ich bin ein Kämpfer, schon von Berufs wegen. Und ich habe immer noch den festen Willen, wieder ganz gesund zu werden. Wenn ich wieder arbeiten kann, will ich den Trainerschein machen. Jetzt bin ich körperlich noch nicht dazu in der Lage. Also kümmere ich mich um die Kinder, lese Gesundheitsbücher – und interessiere mich für Astrophysik. Ich musste mich halt mit meinen Interessen komplett umstellen auf körperliche Inaktivität.

Doch eins ist klar: Die Hoffnung stirbt immer zuletzt. Und bei mir hat sie hat keinen Anlass mehr zu sterben.

Im Dienste des Körpers – wie unsere Abwehr funktioniert

Als Fußballprofi weiß Olaf Bodden, wie wichtig die einzelnen Mitspieler für den Erfolg der Mannschaft sind. So ähnlich wie bei einem Fußballspiel funktioniert auch die Mannschaft unserer Abwehr. Einzelne Aspekte lassen sich durchaus mit einem eingespielten Fußballteam vergleichen.

Fresszellen, B- und T-Lymphozyten, T-Supressorzellen, T-Helferzellen, Killer- und Gedächtniszellen – verständlich, dass diese Namen verwirrend sind. Im nächsten Kapitel erfahren Sie deshalb mehr über die unermüdlichen Abwehrtruppen in unserem Körper.

Live-Reportage aus der Fußballarena
(Die Abwehr als Fußballmannschaft)
Sehr geehrte Leser, wir möchten Sie ganz herzlich zur Live-Übertragung der Begegnung Körperabwehr gegen Krankheitserreger begrüßen. Die Gegner unserer Abwehrmannschaft sind heute Schnupfenviren. Sie laufen in schleimgrünen Trikots auf den Platz. Unsere Abwehr trägt elegante weiße Trikots, zu weißen Hosen (weiße Blutkörperchen). Die erste Halbzeit beginnt. Unsere Fresszellen stürmen gleich nach vorne, um einen ersten Kontakt zum Gegner aufzunehmen. Doch dann bekommt der Gegner den Ball, durchbricht die Abwehr und kann gerade noch von den schnellen Verteidigern – den natürlichen Killerzellen – gebremst werden. Doch was ist das? Da kommen ja immer mehr Gegner und stürmen das Feld. Unsere Abwehr ist nicht vorbereitet auf so einen Ansturm und fällt zurück. Der Trainer funkt an die Kabine – wir brauchen auch mehr Spieler. Pfiff. Halbzeit. Das Spiel ist noch nicht entschieden. Unsere Abwehr sammelt sich in den Kabinen und versorgt sich mit Nährstoffen, Wasser und Vitaminen. Der Trainer stellt die neu erworbenen Spieler auf. Die zweite Halbzeit beginnt. Die Verschleierungstaktik des Gegners ist durchschaut. Un-

ser Trainer hat in der Kabine eine neue Taktik empfohlen – direkte Manndeckung. Ab sofort wird jeder Gegner von einem eigenen Spieler gedeckt und von den B-Zellen mit einem Antikörper markiert. T-Helferzellen greifen den Gegner an, T-Suppressorzellen bringen wieder Ruhe ins Spiel. Kann unsere Abwehr wirklich alle Gegner schlagen? Die T-Lymphozyten und Fresszellen machen den Sieg perfekt – der Gegner ist geschlagen. Aus. Das Spiel ist aus. Unsere Abwehr hat gewonnen, der Gegner verschwindet vom Spielfeld. Zufrieden macht sich unser Trainer mit Hilfe der Gedächtniszellen noch ein paar Notizen über den Gegner und verlässt dann ebenfalls den Platz, um sich mit der Mannschaft auszuruhen und auf den nächsten Abwehrkampf vorzubereiten. Denn nach dem Spiel ist vor dem Spiel …

Das Abwehrteam – Kooperation vom Feinsten

Dazu möchten wir Sie an die Hand nehmen und mit Ihnen gemeinsam eine Reise in den Mikrokosmos unserer Immunzellen unternehmen, denn je besser wir die Zusammenhänge auf molekularer Ebene begreifen, desto besser können wir Fehler in unserer Lebensweise erkennen und aktiv unsere Abwehr stärken. Wir alle haben die Fähigkeit, unsere Selbstheilungskräfte zu aktivieren. Glauben Sie an sich, an Ihren Körper und unterstützen Sie ihn bei seinen Aufgaben. Nehmen Sie Kontakt mit Ihrem Körperinneren auf, reagieren Sie sensibel auf erste Warnsignale. Ihr Körper wird Sie dafür mit Wohlbefinden, Lebensfreude und Gesundheit belohnen.

Nahezu unsichtbar agiert in unserem Körper ein Verbund von spezialisierten Zellen, den wir weder im Röntgenbild noch per Ultraschall sehen können. Als produktivstes »Organ« unseres Körpers stellt unser Immunsystem täglich ein halbes Kilo an Botenstoffen, Antikörpern und anderen spezialisierten Zellen zur Verfügung. Genau aufeinander abgestimmt, müssen sie miteinander kooperieren, um Feinde zu orten, zu bekämpfen und zu vernichten. Auch müssen sie ein Immungedächtnis für den nächsten Angriff bilden.

Pilzsporen, Viren und Bakterien versuchen, über die Atmungsorgane, den Darm oder die Haut in unseren Körper zu gelangen. Unsere Abwehr muss dann schnell entscheiden, welche dieser Fremdkörper eine Gefahr darstellen und welche harmlos sind. Kann die Abwehr nicht mehr Gut und Böse unterscheiden, reagieren wir mit Allergien oder Autoimmunkrankheiten. Das Immunsystem muss aber auch körpereigene Zellen kontrollieren. Entarten eigene Körperzellen, müssen sie schnell in ihrem Wachstum und ihrer Vermehrung gestoppt werden, bevor sie andere Organe überwuchern und eine Krebserkrankung entsteht. Die Aufgabenteilung der einzelnen Immunzellen in Späher, Analysten und Vernichter macht aus unserer Abwehr eine extrem vielseitige und schlagfertige Truppe. Die spezialisierten Zellen des Immunsystems befinden sich hauptsächlich in der Blutbahn und im Lymphsystem. Diese beiden Netze überziehen die gesamte Fläche unseres Körpers mit einem Kanalsystem. Wie auf einer Autobahn rasen hier die Immunzellen als Feuerwehr, Polizei und Grenzschutz bis zu den kleinsten Zellen, um schnell eingreifen zu können, wenn die Überwachungszellen Alarm senden. Wenn nötig, verlassen sie sogar die Bahnen und wandern ins Gewebe. Und auf demselben Weg entsorgen sie wie eine Müllabfuhr Gifte und Zellreste der besiegten Feinde. Die Interaktion zwischen den einzelnen Organen und den differenzierten Abwehrzellen ist ein hoch komplizierter Vorgang. Chemische Botenstoffe und Hormone sorgen für den Informationsaustausch. Sie geben das Startsignal oder Abbruchzeichen für die Produktion der aktiven Immunzellen.

Das Immunsystem schützt vor:

- Bakterien
- Viren
- Ein- oder mehrzelligen Organismen (z. B. Malaria-Erreger oder Würmer)
- Pilzen und Pilzsporen
- Entarteten Körperzellen
- Freien Radikalen

Aber auch Nervensignale und Gehirnimpulse nehmen, wie wir heute aus der Forschung wissen, direkt Einfluss auf unser Immunsystem.

Die drei Säulen der Abwehr

Jede Minute ist unser Körper von Millionen Feinden umgeben. Sie alle haben nur ein Ziel – in unseren Körper zu gelangen, um sich dort in wohlig warmer, nährstoffreicher Umgebung einzunisten und zu vermehren. Oberstes Ziel einer intakten Abwehr ist es daher, es den Erregern so schwer wie möglich zu machen, in unseren Körper einzudringen. Ein kompliziertes Gebilde von ineinander greifenden Maßnahmen hält die meisten Erreger schon im Vorfeld ab. Dafür hat unser Körper eine Reihe von höchst effizienten Schutzwällen aufgebaut, die Sie selbst aktiv stärken können.

Die drei Säulen der Abwehr

Abwehr

Mechanische Barrieren	Angeborene Immunabwehr	Erworbene Immunabwehr
	Erste Verteidigungslinie:	Zweite Verteidigungslinie:
	- Phagozyten (Fresszellen)	- Lymphozyten
	- Komplementsystem	- Antikörper
	- Natürliche Killerzellen	- Gedächtniszellen

Mechanische Barrieren – ein unfreundlicher Empfang

Die mechanischen Barrieren unseres Körpers sorgen dafür, dass krank machende Erreger gar nicht erst in unseren Körper eindringen können. Größere Fremdkörper werden durch Husten und Niesen schnell wieder nach draußen befördert. Kleinere Partikel verfangen sich in klebrigen, schleimigen Sekreten an den Eingangspforten unseres

Körpers, wo sie direkt mit Hilfe von Enzymen aufgelöst werden und von Flimmerhärchen nach draußen transportiert werden.

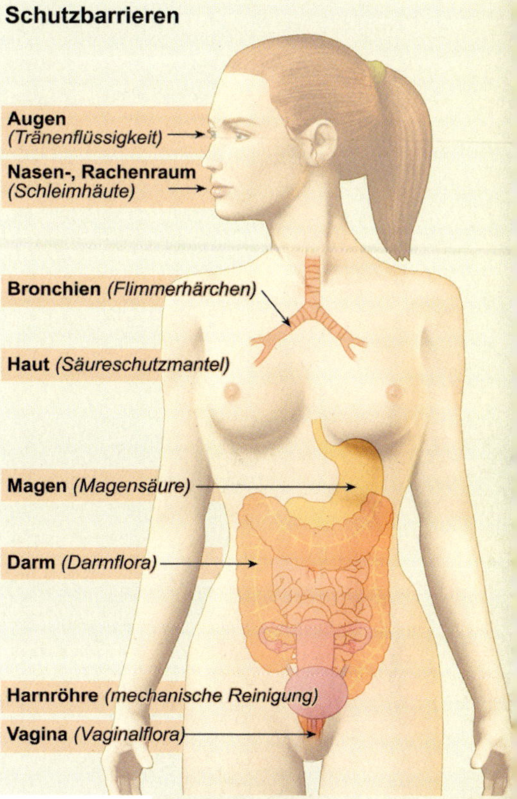

Die erste Säule der Abwehr – unsere mechanischen Barrieren schützen vor unliebsamen Eindringlingen.

- Unsere Haut stellt ein fast nicht zu überwindendes Hindernis für Eindringlinge dar. Sie ist reißfest, dehnbar und fast undurchlässig. Eine Sekretschicht aus Talg macht sie hydrophob (Wasser abstoßend) und die Schweißschicht den pH-Wert der Haut leicht sauer. Dieser natürliche Säureschutzmantel intakter Haut wehrt fremde Bakterien ab und bildet damit die Lebensgrundlage für die auf der Haut lebenden »guten« Bakterien.
Die dichte Besiedlung mit diesen symbiotisch lebenden Bakterien verhindert ebenfalls die Besiedlung mit pathogenen Bakterienstämmen. Jede Verletzung der Haut oder Schleimhaut bildet ein Einfallstor für Mikroorganismen. Oberstes Ziel des Körpers ist es daher, eine Wunde möglichst rasch zu schließen und eingedrungene Keime zu bekämpfen.

- Im Nasen-Rachen-Raum produzieren die Schleimhäute einen feinen Schleimfilm, in dem sich Mikroben und Fremdkörper verfangen. Diese werden dann von den im Schleim enthaltenen Enzymen abge-

So stärken Sie Ihre Verteidigungslinie

- Hände waschen ist natürlich unabdingbar und oberste Hygienepflicht. Die Hände dabei möglichst mit pH-neutralen Seifen reinigen. Desinfektionsmittel und scharfe Reiniger zerstören den Säureschutzmantel der Haut und damit die Besiedlung mit »guten« Bakterien. Aber bitte keine übertriebene Hygiene. Gerade Kinder sollen reichlich mit natürlichen Erregern in Kontakt kommen, um ihr Immunsystem zu trainieren und zu prägen.
- Immer auf saubere Handtücher achten oder Einmalhandtücher benutzen, da benutzte Handtücher ideale Brutstätten für Mikroorganismen bieten.
- Hände weg vom Ohrenputzen. Das Ohrenschmalz ist kein Schmutz, sondern hat eine Schutzfunktion. Wie bei einem Fliegenfänger kleben Bakterien und Pilzsporen an der klebrigen Substanz fest und können nicht tiefer in das empfindliche Ohr vordringen. Außerdem werden sie von dem im Cerumen (Ohrenschmalz) enthaltenen Enzym Lysozym zerstört und aufgelöst.
- Nase schnäuzen ist höflich – aber ungesund. Auch wenn wir zum Naseputzen erzogen wurden, ist es sinnvoller, den Schleim hochzuziehen und dann eventuell auszuspucken. Denn beim Hochziehen entsteht in der Nase ein Unterdruck, der die Flüssigkeit aus der Nebenhöhle effektiv heraussaugt. Beim Schnäuzen entsteht dagegen ein Überdruck. Dadurch wird der Schleim samt Entzündungsstoffen erst recht in die empfindlichen Nebenhöhlen hineingedrückt. Gerade Patienten, die an häufiger Nasennebenhöhlenentzündung leiden, sollten daher auf die Etikette verzichten und die laufende Nase hochziehen. Auch Nasenspülungen mit Meerwasser sorgen für eine gute Reinigung der Nasenschleimhaut.
- Bei Arbeiten, wo viel Staub oder Fremdkörper aufgewirbelt werden, unbedingt einen Mundschutz tragen.
- Tabakrauch zerstört die Filterwirkung der Flimmerhärchen, er lähmt sie in ihrer Bewegung. Also mit dem Rauchen aufhören!
- Atmen Sie möglichst durch die Nase ein. Hier ist die Filterwirkung größer als in der Luftröhre. Gerade bei kalter oder sehr trockener Luft ist der Weg durch die Nasenhöhle enorm wichtig. Die Atemluft wird in der Nasenhöhle angewärmt und angefeuchtet. Erreger können sich nicht so leicht einnisten.
- Besonders in der Küche auf Hygiene achten. Magen-Darm-Beschwerden lassen sich so vermeiden. Keine Blumenvasen in die Geschirrspülmaschine stellen, da die Fäulnisbakterien des Blumenwassers den Spülgang überstehen und sich auf die anderen Gegenstände setzen.
- Viel trinken. Zwei bis drei Liter täglich, damit die Harnwege ausreichend oft gespült und gereinigt werden.

baut. Die Atemwege schützen sich mechanisch vor Staubpartikeln und Mikroorganismen mit Hilfe ihrer unzähligen Flimmerhärchen, die die Atemluft filtern und Fremdkörper abtransportieren. Größere Partikel werden durch Husten oder Niesen wieder nach draußen befördert. Beim Einatmen von Tabakrauch werden diese feinen Härchen durch das Nikotin gelähmt. Teer und Ruß, aber auch Bakterien und Viren können nun ungehindert in die tieferen Atemwege vordringen.

- Die Augen schützen sich vor Bakterien mit dem in der Tränenflüssigkeit enthaltenen Enzym Lysozym. Dieses Enzym greift die Zellwand der Bakterien an und löst sie sofort auf.

- Lysozym finden wir auch in der Mundhöhle. Gelangen Mikroorganismen durch Verschlucken in den Körper, sind sie zuerst den Verdauungsenzymen und der Salzsäure des Magens ausgesetzt, anschließend dem basischen Darmmilieu.
Der Darm ist für das Immunsystem von zentraler Bedeutung. Eine gesunde Darmflora ist von unzähligen nichtpathologischen »guten« Bakterien besiedelt. Diese Bakterienflora erschwert eine Besiedlung durch Neuankömmlinge. Im Darm werden jedoch nicht nur Bakterien entsorgt, sondern auch die für den Körper lebensnotwendigen Bausteine aus der Nahrung aufgenommen. Bei einer Veränderung des basischen Niveaus des Darms können Nährstoffe nicht mehr aus der Nahrung entnommen werden und verlassen ungenutzt den Körper. Bei einer Veränderung der Darmflora können Entzündungen entstehen und Giftstoffe aus dem Darm in den Körper gelangen.

- Im Genitalbereich schützt der saure pH-Wert die Vaginalflora und die Schleimhaut der Harnröhre vor Infektionen. Außerdem spült regelmäßiges Wasserlassen die Harnwege mechanisch gründlich durch.

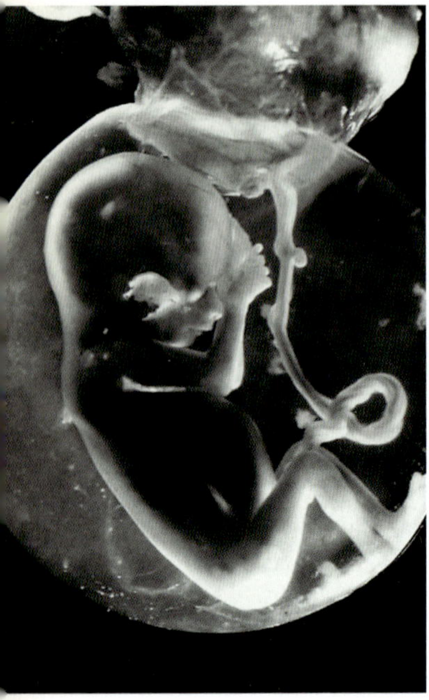

Das Baby im Mutterleib wird gut mit mütterlichen Immunzellen versorgt.

Abwehr der ersten Stunde – das angeborene Immunsystem

Geborgen und geschützt vor der Außenwelt schwebt das ungeborene Kind in der Fruchtblase. Noch ist alles harmonisch und ruhig. Und doch können plazentagängige Keime dieses Idyll trüben. Aber das kleine Wesen ist gut vorbereitet. Durch die Nabelschnur wird es nicht nur mit Nährstoffen und Sauerstoff versorgt, sondern auch mit mütterlichen Immunzellen, um sich gegen schädliche Angreifer, insbesondere Bakterien und Pilze, wehren zu können. Man spricht hierbei von einer angeborenen Immunität, die dem ungeborenen Lebewesen bereits im Mutterleib eine mächtige Verteidigungswaffe an die Hand gibt. Die Schwerter sind das Komplementsystem, die Fresszellen und die natürlichen Killerzellen. Diese erwähnten Protagonisten des angeborenen Immunsystems greifen ihren Feind unmittelbar an oder bereiten weitere Reaktionen des Immunsystems vor.

Die Bestandteile des angeborenen Immunsystems

Angeborenes Immunsystem

- Komplementsystem
- Fresszellen
- Natürliche Killerzellen

Erst mal wird geklammert

Ununterbrochen kontrolliert das Immunsystem alle im Blutplasma, im Lymphsystem und im Gewebe befindlichen Zellen. Unsere Immunzellen können körperfremde Gewebe aufgrund deren Oberflächenstruktur identifizieren.

Der erste Kontakt mit einem Fremdkörper kommt über Eiweiße des so genannten Komplementsystems zustande. Diese Eiweiße lösen Eindringlinge entweder direkt auf oder locken Fresszellen heran, die dann den Feind möglichst schnell eliminieren.

Verfressene Monster im Dienste der Abwehr

Die großen Fresszellen des Immunsystems bezeichnet man als Makrophagen oder Phagozyten. Diese zu den weißen Blutkörperchen gehörenden Zellen werden im Knochenmark gebildet und sind die Patrouille unseres Körpers, sowohl in der Blut- und Lymphbahn als auch im Gewebe. Sie fressen alles, was ihnen fremd ist und zerlegen die gefressenen Zellen in ihre Einzelteile, um diese als Signale für die anderen Immunzellen anschließend auf ihrer eigenen Oberfläche zu präsentieren. So wie ein Sheriff einen Gauner ins Gefängnis sperrt und dessen Foto als Steckbrief von außen an die Tür klebt, damit jeder ihn sehen kann.

Nun können die mit Hilfe von chemischen Botenstoffen angelockten T- und B-Zellen den Feind erkennen. Die B-Zellen machen von seinem »Steckbrief« eine Kopie und beginnen mit der Massenproduktion von Antikörpern ganz speziell gegen diesen Feind. Der Feind wird dann überall im Körper gezielt angegriffen und zerstört. Antikörper sind die Waffen der B-Zellen. Sie werden nur gegen eine einzige Feindesart wie zum Beispiel Bakterien, Viren und Pilze, gebildet und dienen als Vermittler und Auslöser für viele Immunreaktionen.

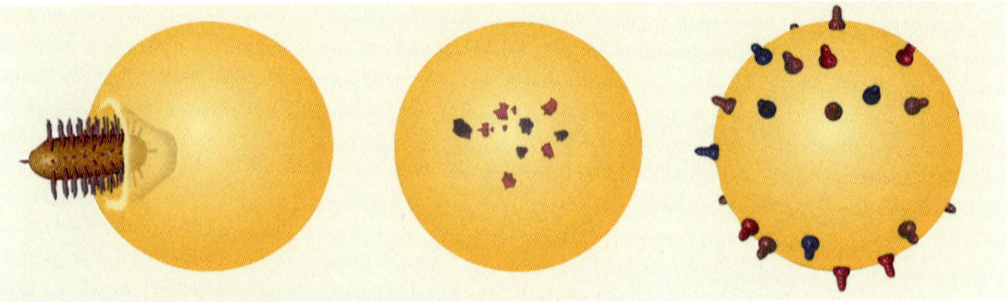

Erst werden die Angreifer gefressen, dann zerlegt und ihr »Steckbrief« an der Oberfläche der Fresszelle präsentiert.

Natürliche Killerzellen – die Einzelkämpfer im Immunsystem

Natürliche Killerzellen gehören zum angeborenen Immunsystem. Sie reagieren direkt auf Feinde, ohne vorher einen Befehl dafür zu benötigen. Natürliche Killerzellen tragen eine Vielzahl von Antennen (Rezeptoren) auf ihrer Oberfläche und tasten ständig unsere Körperzellen auf Veränderungen ab. So können sie entartetes Gewebe oder von Viren infizierte Zellen aufspüren und ohne Befehl selber sofort vernichten. Die Anzahl und Aktivität der natürlichen Killerzellen steht im direkten Zusammenhang mit unserer Lebensweise. Sport, ausgewogene Ernährung und Entspannung fördern die Bildung und die Aktivität dieser Immunzellen. Übergewicht, Stress, aber auch übertriebener Sport und einseitige Ernährung schwächen die natürlichen Killerzellen in ihrer Schlagkraft und damit auch unsere Abwehr.

Unser Immunsystem lernt jeden Tag – die erworbene Immunabwehr

Das angeborene Immunsystem schützt uns sofort nach der Geburt vor bösen Infektionen. Doch das Immunsystem muss sich ab dann ständig weiterentwickeln und fortbilden. Je nach Lebensumfeld nutzt unser Körper die Möglichkeit, sein Immunsystem auf die jeweilige Umweltsituation zu trainieren. Dies ermöglicht dem Körper, sich ganz speziell auf die in seinem Umfeld vorkommenden Gefahren vor-

zubereiten. Diese Anpassungsmöglichkeit des Abwehrsystems hilft dem Menschen, auch in unwirtlichen Gegenden zu überleben.
Die wichtigsten Mitglieder dieser anpassungsfähigen Überlebensstrategie finden wir in einer Untergruppe der weißen Blutkörperchen (Leukozyten), und zwar in den Lymphozyten.

Lymphozyten – die hoch spezialisierten Abwehrtruppen

Bei einer fiebrigen Infektion oder einer Entzündung nimmt der Arzt meist erst einmal Blut ab und überprüft die Anzahl der weißen Blutkörperchen. Ist ihre Zahl gestiegen, weist dies auf einen aktuellen Kampf in unserem Körper hin. Doch was passiert in unserem Körper, wenn sich feindliche Keime so stark ausbreiten, dass sie von den natürlichen Killer- und Fresszellen nicht mehr vernichtet werden können?

Schauen wir uns zunächst den Aufbau der Lymphozyten einmal genauer an. Die Lymphozyten werden im Knochenmark gebildet und reifen dann zu T- oder B-Lymphozyten heran.

T- und B-Lymphozyten
Die noch unspezialisierten Lymphozyten wandern aus dem Knochenmark, wo sie gebildet werden, durch das Blut in die Thymusdrüse und entwickeln sich dort zu verschiedenen T-Zellen (Thymuszellen). Sie bilden an ihrer Oberfläche Antennen (Rezeptoren) aus, mit denen sie Fremdstoffe (Antigene) erkennen und ergreifen können.

Es gibt verschiedene Spezialisten:

- **T-Helferzellen** unterstützen und aktivieren die Abwehrfunktion der T- und B-Lymphozyten.
- **T-Suppressorzellen** (Unterdrückerzellen) kontrollieren und been-

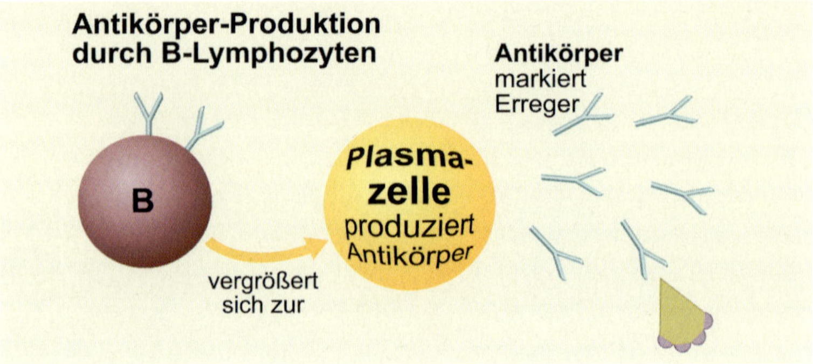

Die B- Zellen gehören zu den hoch spezialisierten Abwehrtruppen und sind die Antikörperfabrik unseres Immunsystems.

den die Abwehrreaktion. Sie geben den B-Zellen das Signal, die Produktion von Antikörpern zu drosseln oder einzustellen.

- **T-Killerzellen** sind auf die Zerstörung von körpereigenen Zellen spezialisiert, in denen sich Viren oder Krebszellen eingenistet haben. Sie greifen aber auch körperfremde Zellen an und zerstören sie.
- **B-Lymphozyten:** Sie sind die Antikörperfabrik des Körpers. Auch sie werden im Knochenmark gebildet und sind darauf programmiert, nur eine einzige Art von Antikörpern (Waffe) gegen immer nur eine Art von Antigen (Feind, Fremdstoff) zu bilden.
- **Antikörper** sind wie Verbindungsstücke zwischen dem Feind und den eigenen Immunzellen zu sehen (siehe Abbildung). Mit einem Ende heften sie sich an den Feind und markieren ihn. Mit dem anderen Ende locken sie die Immunzellen an, die dann den Feind gezielt zerstören. Wird die B-Zelle stimuliert, beginnt sie sich zu teilen, produziert massiv Antikörper und gibt diese ab.

In diesem Zustand bezeichnet man sie als

- **Plasmazelle.** Bei einer Erstinfektion dauert es allerdings mindestens fünf Tage, bis sich aus einer normalen B-Zelle eine antikörperproduzierende Plasmazelle entwickelt hat. Wenn die Infektion überwunden ist, wird die Antikörper-Produktion abgebremst und aus einigen der B-Zellen entwickeln sich sehr langlebige

- **Gedächtniszellen.** Diese gibt es sowohl bei den T- als auch bei den B-Zellen. Sie können im Falle einer erneuten Ansteckung schneller mit der Produktion des passenden Antikörpers beginnen, da sie ja den Bauplan als »Gedächtnis« in sich tragen.

Halt: Ausweiskontrolle

Der erste Schritt der Abwehr besteht in der Identifizierung der Eindringlinge. Fremde Zellen müssen erkannt, eingeordnet und lokalisiert werden. Die Unterscheidung in »gefährlich« oder »ungefährlich« und in »eigen« oder »körperfremd« ist nicht angeboren, sondern muss vom Immunsystem erlernt werden. Kinder erkranken aus diesem Grund viel häufiger als Erwachsene. Ihr Immunsystem muss erst die unterschiedlichen Erreger kennen lernen. Ein gut »trainiertes« Immunsystem, das sich mit vielen Keimen auseinander gesetzt hat, ist besser auf den Angriff vorbereitet. Wir können unser Immunsystem trainieren und viel für unsere »Abhärtung« tun, indem wir unserem Immunsystem ständig kleine Trainingseinheiten wie Sport, Sauna, kalte Güsse oder Spaziergänge auch bei schlechtem Wetter verschreiben. Dagegen legen übertriebene Hygiene und Sorge vor Ansteckung unser Immunsystem auf Dauer lahm. Wir sind nicht für einen keimfreien Lebensraum geschaffen, sondern für ein Leben mit Tausenden von Keimen. Wenn Sie Ihr Immunsystem aktiv stärken und damit Ihre Selbstheilungskräfte aktivieren, wirft Sie ein kleiner Schnupfen nicht mehr so leicht aus der Bahn.

Freund oder Feind? Toleranz oder Abwehrreaktion?

Jedes Mikroteilchen, das in unsere Blutbahn, Hautzellen oder den Verdauungstrakt kommt, wird sofort von Immunzellen umzingelt und abgetastet. »Freund oder Feind« – danach entscheidet sich die

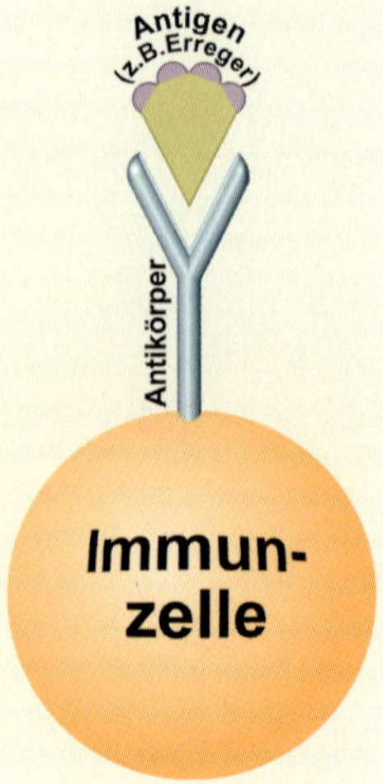

Ein Schlüssel, der ins Schloss passt – der Erreger wird vom Antikörper sofort erkannt und unschädlich gemacht.

weitere Vorgehensweise der Immunzellen. Zellen, die sich durch ihre auf der Zelloberfläche sitzenden Antennen (Rezeptoren) als »körpereigen« ausweisen können, werden in einem gesunden Körper nicht attackiert. Weist die Oberflächenstruktur das Objekt aber als »fremd« aus, reagiert das Immunsystem prompt.

Jeden Stoff, der eine Immunreaktion hervorruft, bezeichnet man als Antigen. Ein Antigen kann ein Virus, eine Bakterie oder eine Pilzspore sein. Wenn allerdings körpereigenes Gewebe eine Immunreaktion auslöst, spricht man von einer Autoimmunkrankheit. Hierbei wird sogar der eigene Körper zum »Feind«. Lösen eigentlich harmlose Substanzen wie Katzenhaare oder Pollen eine Immunreaktion aus, bezeichnet man dies als Allergie.

Fremdstoffe (Antigene) verraten ihre Identität durch charakteristische Muster auf ihrer Oberfläche. Diese Muster nennt man Epitope. Jedes Antigen weist mehrere, zum Teil bis zu hundert, verschiedene Epitope auf seiner Oberfläche aus. Dies kann man sich wie ein Fußballtrikot vorstellen: Jede Mannschaft hat ihr ganz spezielles Trikot, das sich in Farbe, Muster, Nummer und Stoff unterscheidet und eine zweifelsfreie Identifikation jedes einzelnen Spielers ermöglicht.

Ein Schlüssel für jedes Schloss

Die Kontrollzellen unseres Immunsystems sind ununterbrochen im Einsatz. Millionenfach bewegen sie sich im Blut, in der Lymphe und im Gewebe. B-Zellen, Antikörper und Fresszellen tasten alle Struk-

Antikörper – auch Immunglobuline (Ig) genannt

Alle Antikörper besitzen die Struktur eines »Y«. Die trichterförmige Vertiefung bezeichnet man als Antigen-Bindungsstelle. Hier wird der Fremdstoff gebunden. Der Stamm verbindet sich dann mit den Immunzellen und löst die Immunreaktion aus. Diese (konstante) Region ist bei allen Antikörpern einer Klasse identisch.

Die unzähligen Antikörper in unserem Blut lassen sich in fünf größere Klassen einteilen:

Immunglobulin-G, -A, -M, -D und -E.

Die zahlenmäßig am häufigsten vorkommenden Immunglobuline sind die IgG. Sie sind besonders wirksam bei bakteriellen Infektionen. Das IgG tritt als einziges Immunglobulin von der mütterlichen Blutbahn in den Blutkreislauf des ungeborenen Kindes und garantiert so einen wichtigen Infektionsschutz für das Neugeborene sogar über die Geburt hinaus.

Die Immunglobuline IgA befinden sich an den Eintrittspforten des Körpers sowie im Blut, im Speichel, im Magen- und Darmsaft. Sie dienen vor allem der lokalen Abwehr von Fremdkörpern, Viren und Bakterien auf den Schleimhäuten der oberen Atemwege. Neugeborene können diese Zellen noch nicht produzieren und bekommen das IgA passiv aus der Muttermilch.

Das Immunoglobulin IgE kann Parasiten und Würmer zerstören, löst aber auch allergische Reaktionen aus.

Das Immunoglobulin IgM spielt bei der frühen Erstabwehr von Krankheitserregern im Blut eine wichtige Rolle.

Das Immunoglobulin IgD sitzt auf der Oberfläche der Lymphozyten und reguliert deren Aktivität.

turen auf ihre Oberflächen ab. Antikörper passen dabei nach dem »Schlüssel-Schloss«-Prinzip wie ein exaktes Gegenstück genau auf die räumliche Oberflächenstruktur einzelner Antigene. Um bei unserem Fußball-Beispiel zu bleiben, gleichen sich hier das Fußballtrikot von zwei Gegenspielern in der Nummer und unterscheiden sich nur in der Farbe voneinander. Jeder Spieler erkennt daran sofort seinen persönlichen Gegenspieler, den er eng auf Manndeckung nehmen muss. Antikörper und Antigen passen also genau zueinander. Da es für jedes Antigen einen einzigen passenden Antikörper geben muss, haben wir etwa 100 Millionen verschiedener Antikörper im Blut.

Reingelegt! Wie »maskierte« Viren unser Immunsystem täuschen

Circa eine Billion weißer Blutkörperchen strömen in unseren Blut- und Lymphgefäßen, ständig bereit, uns vor Krankheitskeimen zu schützen. Die Lymphozyten kommunizieren dabei miteinander durch direkten Zellkontakt oder mit Hilfe chemischer Botenstoffe.

Sie spielen bei der Abwehr eine entscheidende Rolle, denn sie sind für die Aktivität des erworbenen Immunsystems und für das Immungedächtnis verantwortlich.

Unser Körper ist in der Lage, ein Gedächtnis für Immunität zu erwerben, indem er langlebige Gedächtniszellen ausbildet. Wie in einem großen Archiv speichern Gedächtniszellen den Bauplan für spezifische Antikörper gegen Fremdstoffe (Antigene). Kommt der Körper erneut mit diesem Antigen in Kontakt, starten die Gedächtniszellen sofort die Produktion der Antikörper. In der Milz und in den Mandeln archivieren Gedächtniszellen Informationen über bereits durchgemachte Krankheiten bis zu 70 Jahre. Die dadurch bekannten Krankheitskeime werden dann effektiv vernichtet, bevor sie sich ausbreiten können und Beschwerden hervorrufen. Die Selbstheilung ist in vollem Gang.

Nach diesem Prinzip funktionieren auch die meisten Impfungen. Die Abwehr versagt aber, wenn der Erreger die räumliche Struktur seiner Epitope verändert und eine Variante ausbildet, sich sozusagen eine »Maske« aufsetzt. Aus diesem Grunde sind wir gegen neue Erkältungs- und Grippeviren nicht resistent, sondern erkranken jedes Jahr neu. Auch Grippeviren verändern ständig ihre Oberfläche und können daher so »maskiert« unser Immunsystem täuschen.

Erst wenn die Antikörperproduktion nach einigen Tagen auf Hochtouren läuft, können die Viren effektiv vernichtet werden, allerdings nur bis zur nächsten Grippewelle.

Autoimmunkrankeiten

- *Jugendlicher Diabetes (Typ 1):* Abwehrzellen greifen die Insulin produzierenden Zellen der Bauchspeicheldrüse an und zerstören sie. Der Körper kann kein Insulin herstellen und es entsteht die Zuckerkrankheit.
- *Rheumatoide Arthritis: Es* entstehen entzündliche Abwehrreaktionen an der Gelenkinnenhaut, die zu schmerzhaften Gelenkzerstörungen und Versteifungen führen.
- *Morbus Crohn:* Entzündliche Herde im gesamten Magen-Darm-Bereich. Der Darm bildet massiv Schleim, blutet und kann sogar Fisteln bilden.
- *Multiple Sklerose:* Die Schutzhüllen der Nerven (Markscheiden) werden von Immunzellen angegriffen und zerstört. Es entstehen Gefühlsstörungen und Lähmungen.
- *Lupus erythematodes:* Es wird das Bindegewebe von Blutgefäßen befallen und dadurch einzelne Organe (Niere etc.) zerstört.
- *Thyreoiditis Hashimoto:* Die Schilddrüse wird von eigenen Immunzellen zerstört und es entsteht eine Unterfunktion der Schilddrüse

Schwachstellen des Immunsystems – dramatische Folgen

Wie bei allen biologischen Systemen können sich besonders im empfindlichen Immunsystem Fehler einschleichen, die zum Teil gravierende Folgen haben.

- Wenn das Immunsystem seine Fähigkeit verliert, auf einen Feind angemessen zu reagieren, kann es zu Überreaktionen kommen. Allergien sind die Folge. Der Körper reagiert auf eigentlich harmlose Auslöser, wie Katzenhaare oder Pollen, plötzlich mit einer heftigen Abwehrreaktion. Eine Allergie kann dabei massive Krankheitssymptome wie Asthma bewirken und im extremen Fall zu einem lebensbedrohlichen Schock führen.
- Körpereigene Zellen werden irrtümlicherweise angegriffen, eine überschießende Reaktion des Immunsystems gegen das körpereigene Gewebe entsteht. Und es kommt zu schweren Entzündungsreaktionen und Schäden an den betroffenen Organen. Eine so genannte Autoimmunkrankheit tritt ein.
- Manche Viren sind Meister der Tarnung. Sie umgeben sich mit

körperähnlichen Merkmalen und sind dadurch für unser Immunsystem praktisch unsichtbar, oder sie wechseln ständig die Oberflächenmerkmale ihrer Hülle, damit die Gedächtniszellen überlistet werden.

- Manche Viren nutzen die Funktionen unserer Abwehr für ihre eigenen Ziele. So befällt das HIV-Virus, das die Immunschwächekrankheit Aids auslöst, bevorzugt die Helferzellen. Das wichtigste Glied im Abwehrmechanismus gegen das Virus ist somit zerstört und die Abwehr des Körpers nahezu lahmgelegt. Selbst harmlose Erreger können dann den nunmehr immunschwachen Körper schwer schädigen.
- Bei den sich ständig teilenden Körperzellen schleichen sich ab und zu Programmierfehler ein. Das gesunde Programm zur Zellerneuerung ist falsch codiert, und es entstehen Krebszellen. Die Krebszellen teilen sich unkontrolliert weiter. Bremssignale, die der Organismus an die Tumorzellen sendet, werden ignoriert, da die entartete Zelle den genetischen Code für den Informationsempfang verloren oder abgeschaltet hat. Unsere Abwehr versucht, die unkontrolliert wachsenden Zellen zu attackieren. Doch da sie in vieler Hinsicht noch den normalen Körperzellen ähneln, fallen die Abwehrmechanismen manchmal zu schwach aus, um den sinnlosen Wachstumsprozess zu stoppen. Aus einem örtlich begrenzten Tumor entsteht ein Tumor, der Gewebsgrenzen durchdringen kann, in andere Organe einwuchert, sich selbst mit Hilfe eigener Blutgefäße versorgt und Absiedlungen (Metastasen) bildet. Je besser jedoch unser Immunsystem trainiert und gepflegt wird, desto besser kann es seine Selbstheilungskräfte aktivieren und Krankheiten verhindern. Und Paracelsus hatte Recht, als er feststellte, dass Heilung nur im Zusammenhang mit dem ganzen Körper, mit allen Organen möglich ist.

Der komplizierte Vorgang der Immunabwehr soll mit Hilfe der folgenden Grafik veranschaulicht werden. Sie zeigt in vereinfachter Form, wie Bakterien und Viren erkannt und vernichtet werden.

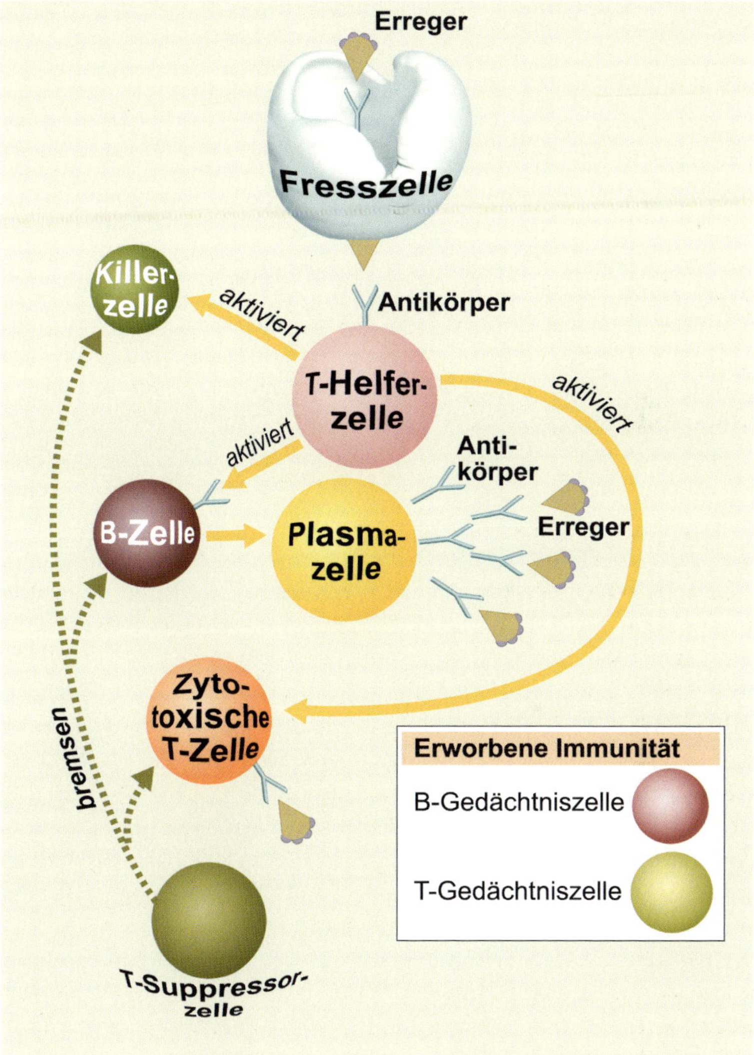

Ein Blick in die Arbeitswelt der Immunzellen: Fresszellen erkennen und fressen die Erreger. T-Helferzellen aktivieren die Killerzellen sowie die B- und T-Zellen. Die T-Suppressorzelle bremst die Abwehrreaktion nach dem Kampf wieder ab. Übrig bleibt die wichtige Information über den Feind als immunologisches Gedächtnis.

Stress – Immunkiller Nr. 1

Stress sabotiert unser Immunsystem. Doch nur negativer Stress maltrātiert die Zellen unserer Abwehr. Nutzen Sie deshalb die positive Kraft, die in Ihnen ruht. Reduzieren Sie durch Entspannung und innere Kraft die negativen Auswirkungen. Das Erste-Hilfe-Antistress-Programm hilft Ihnen dabei.

»Der Mensch muss sich aber hüten, durch zu viel Arbeit seinen Leib zu töten.« *Hildegard von Bingen (1098–1179)*

Stress ist die Geisel der Moderne. Jeder von uns kennt den Begriff Stress. Wir benutzen ihn für alle Situationen, in denen wir mit einer Situation überfordert sind. Schon Schulkinder jammern über Hausaufgabenstress. Der Terminkalender der jetzigen Schülergeneration ist gefüllt wie der Timer eines Managers. Jede freie Minute füllen wir zwanghaft mit Freizeitaktivitäten. Stress begegnet uns daher nicht nur am Arbeitsplatz, sondern auch in der Familie. Unser Organismus ist im Alltag unzähligen Reizen, Geräuschen und Gerüchen ausgesetzt, ohne von uns im Einzelnen bewusst wahrgenommen zu werden. Erst ein Fehlen dieser Dauerberieselung macht uns auf den störenden Charakter aufmerksam. Ein Waldspaziergang oder ein Morgenlauf durch den noch nebligen Park lassen uns erst bewusst wahrnehmen, wie sehr wir mit der Natur verbunden sind und wie sehr wir diese äußere Ruhe für unsere innere Ruhe und Ausgeglichenheit brauchen. Jeder kennt dieses Gefühl der inneren Zufriedenheit nach ein paar Stunden in der Natur – und trotzdem schaffen wir es vor lauter Stress nicht, uns kleine Inseln der Ruhe zu suchen. Wir sind alle in diese hektische Zeit hineingeboren und meinen, recht gut in ihr zu leben. Aber warum macht uns dann der Stress immer mehr zu schaf-

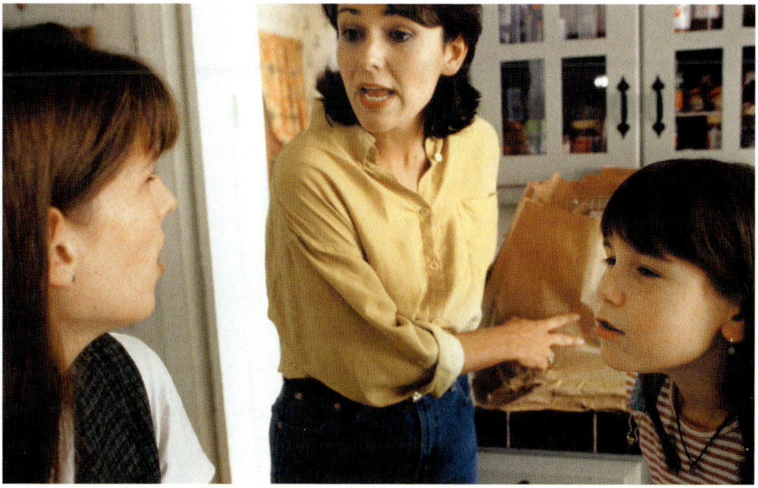

Die Stressfalle aus Beruf, Familie, Großstadtleben, Mobilität – wir alle tappen immer häufiger hinein.

fen? Warum spricht man schon bei Schulkindern von Schulstress, und warum nimmt die Zahl der Burnout-Patienten so rasant zu?

Der Neandertaler in uns

Unsere Vorfahren lebten in einer harten Welt. Der Tod war allgegenwärtig und konnte jede Minute zuschlagen.
Der Stress der Vorzeit war immer eine aufs Überleben abgestimmte Alarmreaktion des Körpers und mit einer körperlichen Aktivität, wie Flucht oder Kampf, verbunden. Die tödliche Gefahr kam meistens aus der Natur. Unwetter, Dürren, Überschwemmungen, aber auch Raubtiere und Unfälle bestimmten den Tagesablauf. In dieser Zeit war es

Stress-Symptome

Körperliche Symptome

- Herzrhythmusstörungen
- Bluthochdruck
- Spannungskopfschmerz, Migräne
- Nervöser Magen oder Darm
- Allgemeine körperliche Verspannungen, besonders im Hals- und Nackenbereich und im Rücken
- Chronische Müdigkeit

Seelische Symptome

- Leichte Reizbarkeit und geringe Frustrationstoleranz
- Gefühle einer ständigen inneren Unruhe
- Einschlaf- und Durchschlafstörungen
- Verlust der Freude an ausgleichenden Freizeitbeschäftigungen
- Erschöpfungsdepression mit Gefühlen von Antriebslosigkeit, Hoffnungslosigkeit und Resignation

überlebenswichtig, schnell und kraftvoll zu reagieren, Flucht meist die einzige Möglichkeit, aus einer brenzligen Situation zu entkommen. Das Alarmsystem des Menschen war daher so eingestellt, dass es blitzschnell alle Reserven zur Verfügung stellte und alle zum Überleben notwendigen Kräfte mobilisierte. War die gefährliche Situation überstanden, regulierte sich der Körper wieder auf Normalbetrieb herunter. Der Stress war also überlebenswichtig, um eine schnelle Reaktion des Körpers zu ermöglichen. Und auch heute noch reagieren wir auf eine brenzlige Situation mit denselben automatischen Mechanismen wie unsere Vorfahren. Dies hat uns die Evolution von Generation zu Generation bis zum heutigen Tag in vollem Umfang vererbt. Mit einem entscheidenden Unterschied: Flucht oder Kampf, also die körperliche Verarbeitung eines Stressreizes, bieten meist keinen Lösungsweg. Die Natur oder gefährliche Tiere sind nur höchst selten Auslöser für unsere Stressreaktionen. Der moderne Stress spielt sich in unseren Köpfen ab: Wir kämpfen gegen Straßenlärm, Mobbing am Arbeitsplatz, Umweltverschmutzung, Partnerschaftsprobleme, sozialen Druck oder für finanziellen Wohlstand. Für den Körper spielt es dabei keine Rolle, ob die Existenzangst durch einen Tiger oder den Personalchef ausgelöst wird – er spult sein archaisches Programm ab. Da wir aber weder mit dem Feind kämpfen noch bei jeder Diskussion gleich flüchten können, kann der Stress körperlich nicht abgebaut werden. Stundenlang grummeln wir Sorgen und Ängste in uns hinein, und das Stressprogramm bleibt während dieser Zeit ständig aktiv. Die ausgeschütteten Stresshormone sammeln sich im Körper an und setzen chronisch krank machende Prozesse in Gang.

Endlich Ferien – stressfreie Zeit?

Endlich, der lang ersehnte Urlaub rückt immer näher. Man freut sich aufs Nichtstun, Ausschlafen und gutes Essen. Doch vor der Entspannung kommt noch einmal der Stress: Planen, Packen und die Reise gehören eindeutig noch nicht zum Erholungsprogramm. Und so fängt mancher Urlaub mit einer kräftigen Erkältung an. Nina Ruge hat ihre Schwester, Dr. med. Annette Ruge, gefragt, wie man sich bei längeren Flugreisen schützen kann.

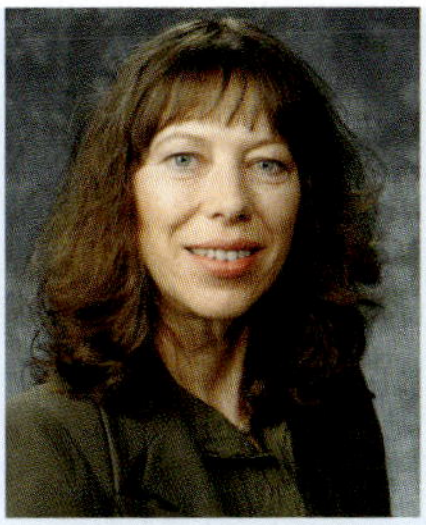

»Wir werden lernen müssen, nicht nur die Vorteile des Fliegens zu schätzen, sondern auch die Nachteile hinzunehmen.«

DR. MED. ANNETTE RUGE ist Ärztin und leitet die Abteilung für Fluggesundheit der Luftfahrtbehörde in London.

NINA RUGE: *Fluggäste klagen immer wieder, dass sie kurz nach einem längeren Flug mit einer starken Infektion kämpfen. Welche Ursachen hat die erhöhte Infektanfälligkeit?*

Annette Ruge: Die Luft in der Flugzeugkabine ist sehr trocken, und die Luftfeuchtigkeit beträgt auf einem Langstreckenflug durchschnittlich nur 10 bis 15 Prozent, verglichen mit 60 bis 70 Prozent am Boden. Es wäre vorstellbar, dass durch sehr trockene Nasen-, Mund- und Rachenschleimhäute deren Schutzfunktion beeinträchtigt wird und Viren oder Bakterien leichter in den Körper eindringen können. Häufig wird der Anteil rezirkulierter Luft, der ca. 40 Prozent der angebotenen Kabinenluft beträgt, als Ursache für Infekte angesehen. Untersuchungen haben jedoch ergeben, dass die Filter, über die die rezirkulierte Luft geleitet wird, sehr effektiv sind und 99,8 Prozent der Bakterien und Viren zurückhalten. Ein vollständiger Luftaustausch erfolgt etwa alle acht Minuten und damit wesentlich häufiger als in Gebäuden mit Klimaanlagen. Die Sitzanordnung in der Touristenklasse ist aber so eng, dass auch die Filter nicht vor Ansteckung durch erkrankte Mitreisende, die in unmittelbarer Nähe sitzen, schützen können.
Bei Flugzeugbesatzungen wird das Phänomen häufiger Infekte nach Langstreckenflügen eher nicht gesehen, so dass beim Passagier auch Reisestress, insbesondere ungewohnter Klimawechsel und Zeitverschiebung, eine Rolle spielen könnten. Wissenschaftliche Arbeiten über Infekte nach Flügen gibt es bisher nicht, so dass unbekannt ist, wie viele Passagiere in welcher Form betroffen sind.

? *Wie kann der Fluggast vorbeugen, was kann er während und auch nach dem Flug tun, um Langstreckenflüge problemlos zu überstehen?*
! Unter der Annahme, dass die trockene Luft dazu beitragen könnte, Infekte auszulösen, ist der Rat, die Nasenschleimhäute feucht zu halten, von Nutzen. Am einfachsten erfolgt das mit Nasensalben, die Panthenol enthalten (z. B. Bepanthen).

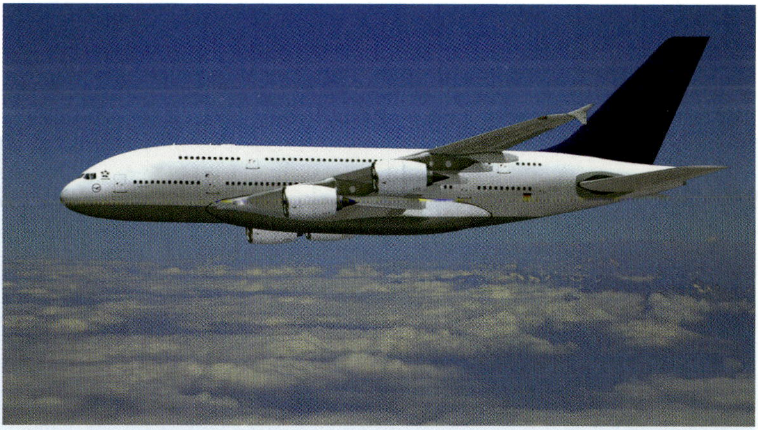

Nicht nur Infekte sind nach Flügen problematisch. Häufig kommt man insbesondere nach Mittel- und Langstreckenflügen einfach »wie gerädert« am Zielort an. Ursachen sind hauptsächlich mangelnder Schlaf, die Enge in der Flugzeugkabine und all die Unbequemlichkeiten rund um den Flug. Hierzu gehören der Stress, rechtzeitig am Flughafen zu sein – und das häufig in den sehr frühen Morgenstunden –, aber auch die Tatsache, dass man lange Stunden in enger Nachbarschaft mit völlig fremden Menschen verbringen muss.

Man sollte versuchen, sich den Flug so angenehm und bequem wie möglich zu machen: Die Kleidung sollte locker sitzen und nirgends einengen, die Schuhe sollten flach und schon häufiger getragen sein und das Handgepäck so bemessen, dass es in Fächern über den Sitzen verstaut werden und der Raum unter dem Vordersitz davon freigehalten werden kann. Für längere Nachtflüge bietet es sich an, ein aufblasbares Kissen, das man sich um den Nacken legt, mitzunehmen, damit der Kopf im Schlaf abgestützt und der Hals- und Nackenbereich geschont wird.

Während des Fluges sollte man eher wenig essen, am besten wäre es, sich für den kleinen Hunger zwischendurch ein paar Äpfel mit-

zunehmen. Apfelsinen sind wegen der Säure, die sie enthalten, weniger geeignet, und anderes Obst ist meist schlecht einzustecken, da es verdirbt oder im Handgepäck zerquetscht wird. Das beste Getränk ist stilles Wasser, auf Alkohol und kohlensäurehaltige Getränke sollte man ganz verzichten. Kaffee oder Tee kurz vor der Ankunft können helfen, ein bisschen munterer zu werden, ansonsten sollte auch hier Zurückhaltung geübt werden.
Ganz allgemein sollte man sich, wenn möglich, für die Zeit kurz nach dem Flug wenig vornehmen und sich nach Ankunft im Hotel oder zu Hause nicht übergangslos in Aktivitäten stürzen. Zur Anpassung an die neue Umgebung, oft auch an die neue Zeit, ist es besser, kurz lauwarm zu duschen und ungefähr eine halbe Stunde spazieren zu gehen.

? *Oftmals muss man lange Flugreisen antreten, obwohl man einen Infekt hat. Wie kann man sich den Aufenthalt an Bord erleichtern?*
! Grundsätzlich sollte man es vermeiden, einen Flug mit einem akuten Infekt anzutreten. Die trockene Luft und der Druckunterschied, dem man ausgesetzt ist, führen dazu, dass sich ein Infekt eher verschlimmert. Insbesondere bei starker Erkältung kommt es während des Sinkfluges zu heftigsten Ohrenschmerzen und oft auch zu Schmerzen im Bereich der Kieferhöhlen, wobei eine Mittelohrentzündung, ein Mittelohrerguss oder, im schlimmsten Fall, eine Trommelfellperforation ausgelöst werden können. Mit einer leichteren Erkältung kann man einen Flug antreten, sollte aber unbedingt beim ersten Auftreten von Ohrenschmerzen und spätestens zu Beginn des Sinkfluges Nasentropfen nehmen, die zum Abschwellen der Nasenschleimhäute führen (z. B. Nasivin), was den Druckausgleich erleichtert. Einfache Eukalyptusöle erleichtern

den Flug mit verstopfter Nase, reichen während der Sinkflugphase aber nicht aus.
Mit Fieber soll man nicht fliegen. Der Körper braucht Ruhe, um einen fieberhaften Infekt zu bekämpfen – und Fliegen bietet alles andere als das. Außerdem ist der Flüssigkeitsbedarf des Körpers bei Fieber höher und die trockene Luft an Bord beeinträchtigt den erkrankten Passagier mehr, als das normalerweise der Fall ist. Nicht zuletzt sollte man bedenken, dass man den Infekt in der Enge des Flugzeuges vermutlich an die Umsitzenden weitergibt. Manche Länder lassen im Übrigen offensichtlich fieberhafte Passagiere nicht oder nur erschwert einreisen.
Lässt es sich absolut nicht vermeiden, mit einem fieberhaften Infekt in ein Flugzeug zu steigen, zum Beispiel weil man nach Hause muss und will, sollte man vor allen Dingen ausreichend stilles Wasser trinken. Viel mehr kann man leider nicht tun.

? *Welche Fehler machen Fluggäste häufig an Bord – die unmittelbar oder mittelbar gesundheitliche Folgen haben können?*
! Manche Passagiere bleiben während langer Flüge einfach sitzen, weil sie Mitreisende und Kabinenbesatzung nicht stören wollen. Durch das lange Sitzen kommt es aber bei vielen Fluggästen zu geschwollenen Knöcheln und Beinen. Einerseits führt das zu einem allgemeinen Unwohlsein, andererseits ist bei hierzu veranlagten Menschen aber auch das Risiko gegeben, eine tiefe Beinvenenthrombose zu bekommen. Man sollte also während des Fluges für ausreichende Bewegung sorgen und hin und wieder einen Spaziergang durch die Kabine machen. Die meisten Fluggesellschaften zeigen außerdem Videos mit Übungen, die man im Sitzen machen kann und die, regelmäßig durchgeführt, die Schwellungsneigung

der Beine verringern. In letzter Zeit gibt es einfache Stützstrümpfe (Kniestrümpfe), die besonders in der Knöchelregion verstärkt sind und die Knöchel und Unterschenkel während des Fluges schlank halten. Es ist auch hilfreich, die Schuhe während des Fluges auszuziehen, da man die Füße dann leichter ausreichend bewegen kann. Manche Passagiere trinken Alkohol, um während des Fluges schlafen zu können. Alkohol führt aber zu sehr unruhigem und wenig entspannendem Schlaf und fördert außerdem die Austrocknung des Körpers. Besser ist es, ausreichend stilles Wasser zu trinken und mit Entspannungstechniken etwas Schlaf zu finden. Wenn man im Sitzen schlafen muss, sollte man keinesfalls Schlaftabletten nehmen, da man sich dann gar nicht mehr bewegt und das Risiko der Beinvenenthrombose weiter ansteigt.

Das Flugzeug ist heute ein normales Transportmittel geworden, doch darüber wird oft vergessen, dass Fliegen für den Menschen eben nicht normal ist. Der Passagier befindet sich über viele Stunden in einer Kabine, in der der Luftdruck ungefähr dem einer Höhe von 2000 Meter über dem Meeresspiegel entspricht, die Luft trocken ist, die Temperatur nicht immer komfortabel. Zumindest in der Touristenklasse herrscht unphysiologische Enge, was psychischen Stress auslöst. Und wir überwinden Zeitzonen, die die innere Uhr durcheinander bringen. In gewissen Grenzen können wir all dem begegnen und uns den Flug und die Zeit danach angenehmer machen, aber wir können nicht erwarten, dass der Körper einen Start um vier Uhr morgens nach Teneriffa oder einen Flug, der 14 Stunden dauert, einfach ohne Protest akzeptiert. Also werden wir lernen müssen, nicht nur die Vorteile des Fliegens zu schätzen, sondern auch die Nachteile hinzunehmen. Wie der Engländer sagt: There is no such thing as a free lunch.

10 Tipps für einen erholsamen Urlaub

1. Bevor Sie den Urlaub antreten, sollten Sie sich erst einmal ein paar Tage zu Hause erholen, damit sich Ihr Immunsystem regenerieren kann. Nach einer anstrengenden Stressphase braucht das Immunsystem etwa drei Tage, um sich wieder auf den gesunden Normalwert einzupendeln.

2. Im Flugzeug empfiehlt es sich, einen Mundschutz tragen. Dieser schützt Sie vor den Krankheitserregern der Mitreisenden. Aufgrund der niedrigen Luftfeuchtigkeit trocknen die Schleimhäute leicht aus. Sie sollten diese feucht halten, indem Sie beispielsweise Emser-Salz-Pastillen zu sich nehmen, befeuchtende Meersalz-Nasensprays verwenden und viel stilles Wasser trinken,

3. Mit den Füßen in Bewegung bleiben und auf den Zehenspitzen und Ferse abwechselnd wippen. Beugt Thrombose vor. Bei langen Flügen oft aufstehen und ein paar Schritte gehen. Risikopatienten sollten Stützstrumpfhosen tragen oder sich beim Arzt vorbeugend eine Spritze gegen Thrombose geben lassen.

4. Niemals Getränke mit Eiswürfeln trinken, immer nur aus verschlossenen Flaschen Getränke zu sich nehmen. Getränke, die schon geöffnet serviert werden, zurückgehen lassen und darauf bestehen, dass diese am Tisch geöffnet werden.

5. Im Urlaub keine übertriebenen Aktionen planen. Wenn Sie das ganze Jahr über keinen Sport treiben, bitte nicht im Urlaub das volle Programm abarbeiten, sondern mit Walken oder ausgedehnten Spaziergängen anfangen.

6. Vor Reiseantritt genau über notwendige Impfungen und Prophylaxemöglichkeiten für das Reiseziel informieren.

7. Bei Fernreisen am Urlaubsort nur Lebensmittel verspeisen, die geschält oder gekocht wurden. Also Hände weg von Salatbüffet und Eis. Erlaubt sind gares Fleisch, Fisch, Kartoffeln und Nudeln. Besonders gefährlich sind Wassermelonen. Händler spritzen häufig Leitungswasser in die Früchte, damit sie schwerer werden und damit teurer.

8. Kein Wasser aus dem Wasserhahn, der Dusche oder beim Baden trinken, zum Zähneputzen Mineralwasser aus der Flasche verwenden. Zahnputzbecher im Hotelzimmer nicht benutzen, da diese oft schnell mal mit dem Kloputzlappen abgewischt werden.

9. Immer eine kleine Reiseapotheke mit den gängigsten Medikamenten, Pflastern und Desinfektionsmitteln dabei haben.

10. Muten Sie Ihrem Körper möglichst keinen Klimaschock zu. Wenn Sie im tiefsten Winter in die pralle Hitze fliegen, genießen Sie wahrscheinlich die Sonne und Wärme. Für Ihren Körper ist diese kurzfristige Umstellung jedoch sehr anstrengend. Wählen Sie daher besser gemäßigte Klimazonen für einen erholsamen Urlaub.

Stress oder nicht Stress – das ist hier die Frage

Neben schlechtem Stress (Disstress) gibt es auch guten Stress (Eustress). Das ist jene Belastung, die kurzfristig nötig ist, um positive Ziele zu erreichen und deshalb auch als »gut verträglich« empfunden wird. Schlechten Stress (Disstress) lösen folgende Faktoren aus:

- Lärm
- Zeitnot und Hektik
- Existenzielle Probleme, wie Armut, Arbeitslosigkeit, Schulden
- Störung des Schlafrhythmus' durch Nachtarbeit
- Ununterbrochene Hochleistung und Konzentration am Arbeitsplatz
- Versagensängste
- Reizüberflutung
- Emotionale Probleme in der Partnerschaft oder Familie
- Schock, Trauer
- Arbeit, die einem über den Kopf wächst
- Scheinbar unlösbare Probleme und aussichtslose Situationen
- Schmerz, Krankheit
- Nicht erreichbare Wünsche und Lebensziele
- Mobbing am Arbeitsplatz
- Streitgespräche
- Fehlende Ruhe und Entspannungsphasen

Dass schlechter Stress dem Immunsystem schadet, ist durch mehrere Studien eindeutig belegt. Doch warum bricht unser Immunsystem im Urlaub oder nach einer Stresssituation zusammen? Warum bekommt man ausgerechnet in der Zeit Lippenherpes, in der man seine Freizeit mit einem kalten Drink am Pool genießen möchte? Wie wirken emotionaler Stress, Trauer und Sorgen, also psychische Belastungen, auf das empfindliche System ein? Wann wird Stress zur körperlichen

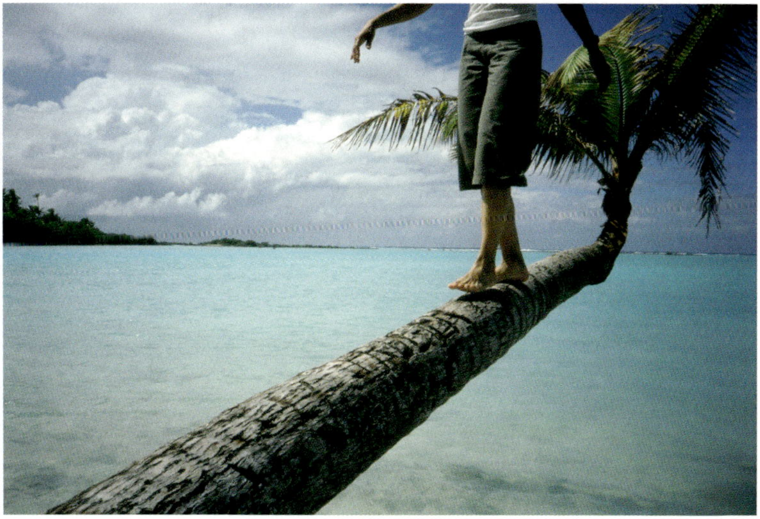

Innere Ruhe gibt Kraft – wer seelisch ausgeglichen lebt, hält auch sein Immunsystem in Balance.

Belastung? Welcher Stress beeinflusst das Immunsystem positiv, welcher negativ? Um diese Fragen zu beantworten, möchten wir Sie erneut in das komplexe System unserer Zellen entführen.

Wie reagiert unser Immunsystem auf Stress?

Nerven-, Hormon- und Immunsystem wurden noch bis vor kurzem als weitgehend getrennte Funktionen des Körpers angesehen. Erst Anfang der 90er Jahre wurden in interdisziplinären Forschungsprojekten die ersten Beweise dafür gefunden, dass diese Systeme in einer engen Wechselbeziehung miteinander stehen. Nach dem aktuellen Kenntnisstand beeinflussen Botenstoffe der Nerven die Zellen des Immunsystems, und Substanzen der Körperabwehr wirken wiederum auf die Nerven. Außerdem sind Immunzellen in der Lage, selbst Botenstoffe des Nervensystems zu produzieren. Nervenzellen wiederum

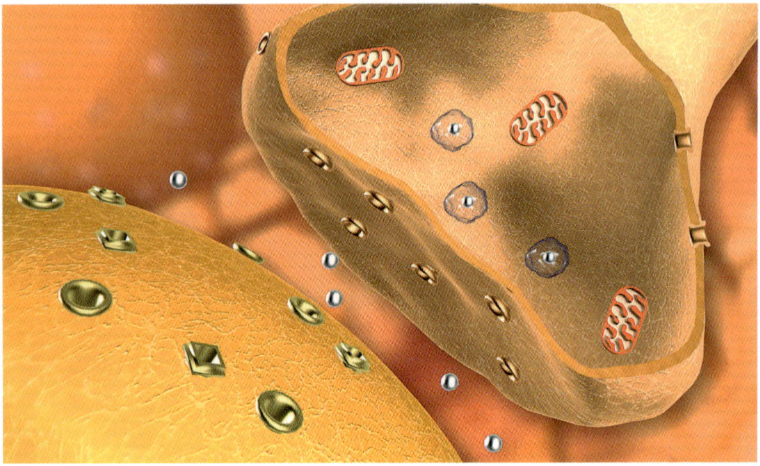

Die Synapsen sind Sender und Empfänger im Gehirn.

können typische Botenstoffe der Abwehr herstellen. Zusätzlich greifen Hormone in diese Prozesse ein. Diese Wechselbeziehungen sind nicht nur für die normalen Immunfunktionen des menschlichen Körpers von zentraler Bedeutung. Ihre Störung spielt vermutlich auch eine entscheidende Rolle beim Ausbrechen verschiedener Erkrankungen, wie etwa chronische Entzündungen, Autoimmunerkrankungen, Virusinfekte sowie Allergien und Asthma. Die Ursachen all dieser Erkrankungen sind trotz aufwändiger Forschungsarbeit immer noch nicht vollständig aufgeklärt.

Die Wechselwirkungen zwischen Immun- und Nervensystem geschehen im Gehirn. Hier befinden sich Nervenenden, Blutgefäße und Immunzellen in enger räumlicher Nachbarschaft. Und die kommunizieren über unzählige spezialisierte Zellen, Hormone und Neurotransmitter. Das System ist so komplex, das sich nicht immer genaue Aussagen zu Ursache und Wirkung machen lassen. Die Psycho-Neuro-Immunologie, ein relativ junger Wissenschaftszweig, befasst sich mit diesen komplexen Regulationsmechanismen zwischen Emotionen und Abwehrsystem in unserem Körper.

Aus der Forschung

Die Forschung in der Psycho-Neuro-Immunologie ist äußerst schwierig, da oft eine ganze Reihe von Ursachen eine Wirkung erzielt. Was bewirkt Stress wirklich auf molekularer Ebene? Und wie lässt sich diese Auswirkung aussagekräftig erfassen? Das ist die Frage, die britische Wissenschaftler besonders beschäftigte.

Sie setzten gesunde Studenten einem Schnupfenvirus (Rhinovirus) aus. Die injizierte Dosis entsprach ungefähr jener, die von einem erkälteten Patienten mit einem kräftigen Niesen an die Umgebung abgegeben wird. Über einen Fragebogen erfassten sie außerdem den aktuellen Stresspegel der Studenten. Dabei wurden sowohl belastende Lebensereignisse registriert, die sich im Jahr vor der Untersuchung ereignet hatten, als auch aktuelle Überforderungen, negative Stimmungen und Gefühle. Die Ergebnisse zeigten, dass Probanden mit hoher psychischer Belastung ein um den Faktor 5,8 höheres Risiko hatten, tatsächlich einen Schnupfen zu bekommen, als Probanden mit niedriger psychischer Belastung. Der psychische Druck hatte offensichtlich eine Schwächung der Immunfunktion bewirkt. Der Test belegte, dass während einer Prüfungssituation die Anzahl der Helferzellen sowie der IgA-Spiegel im Blut sinken. Das Ab-

Auch radikale Diäten stellen für den Körper großes Stresspotential dar. Wissenschaftler des renommierten Washington Medical Center in Seattle konnten in einer Studie belegen, dass die Anzahl der natürlichen Killerzellen im Blut sich während einer radikalen Diät um fast ein Drittel verringert. Gleichzeitig wiesen sie eine erhöhte Menge von Stresshormonen im Blut nach. Hunger oder einseitige Mangelernährung sind für den Körper purer Stress, der mit »Angstreaktionen« beantwortet wird. Auch der Jo-Jo-Effekt nach einseitigen oder Null-Diäten beruht auf der Angst des Körpers zu verhungern. Er legt deshalb sofort Reserven an, sobald er wieder etwas zu essen bekommt.

sinken des Immunglobulins A (IgA), das die oberen Atemwege und die Schleimhäute vor Virenbefall schützt, erleichtert offensichtlich die Ansteckung.

Der Sprung in die Tiefe

Eine weitere Studie, die den Zusammenhang zwischen Psyche und Immunsystem erforscht hat, ließ freiwillige Probanden in einen akuten Stresszustand stürzen. Dafür ließen die Wissenschaftler 45 mutige Teilnehmer aus dem Flugzeug in die Tiefe springen. Sie gingen davon aus, dass jeder Mensch, der zum ersten Mal in seinem Leben mit einem Fallschirm springt, extremen akutem Stress ausgesetzt ist. Die Fragestellung des Testes lautete: Wie reagiert das Immunsystem auf die Botschaften von Nerven- und Hormonsystem? Um den Stress messbar zu machen und zu sehen, wie er sich auf das Immunsystem auswirkt, nahmen sie von den Probanden vor und nach dem Tandemflug Blut ab.

Das Ergebnis zeigte eine überwältigende Zunahme von Stresshormonen um 800 bis 900 Prozent. Gleichzeitig erhöhte sich auch die Zahl der natürlichen Killerzellen um circa 100 bis 300 Prozent. Diese Zellen reagieren mit einer ersten, unspezifischen Immunantwort und bilden die erste Abwehrlinie gegen Krankheitserreger. Nach dem Sprung sank die Konzentration der natürlichen Killerzellen zunächst deutlich unter das Ausgangsniveau. Erst nach etwa vier Stunden pendelte sich der Wert wieder auf sein ursprüngliches Niveau ein. Um zu klären, ob wirklich ein Zusammenhang zwischen dem Anstieg des Stresshormons und dem Anstieg der Killerzellen besteht, wurde der Hälfte der Teilnehmer vor dem Sprung ein Beta-Blocker verabreicht, der die Wirkung der Stresshormone blockiert. Bei diesen Probanden blieben die Werte der natürlichen Killerzellen auch während des Sprungs stabil. Akuter Stress scheint also das Immunsystem durch

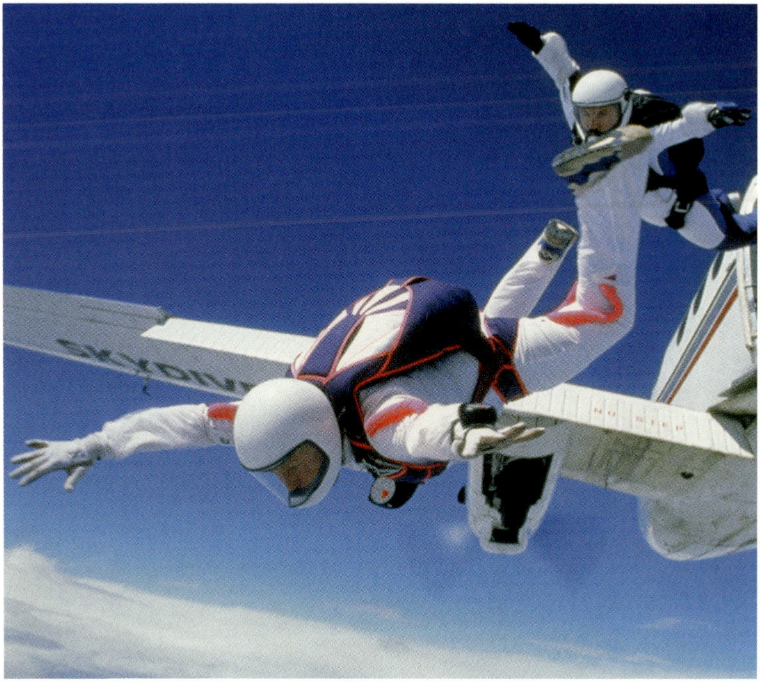

Der Sprung in die Tiefe ist ein Riesenstress für den Körper – die Produktion von Killerzellen wird enorm gesteigert.

die Ausschüttung von Hormonen zunächst anzuspornen – eine durchaus sinnvolle Reaktion des Körpers auf eine plötzliche Extremsituation.

Hochleistungssport schädigt das Immunsystem

Wissenschaftlich bewiesen ist, dass moderater Sport das Immunsystem trainiert. Geht ein Sportler jedoch ständig bis an seine Grenzen oder darüber hinaus, wird die Extremsituation zum Dauerzustand und der immunstimulierende Effekt des Sportes kehrt sich um. Die

Zahl der natürlichen Killerzellen sinkt und das Immunsystem wird schwächer. Cortisol reichert sich im Blut an. Die Sportler fühlen sich erschöpft und müde. Bei einigen Sportlern entwickelt sich aus dieser andauernden Überforderung ein chronischer Erschöpfungszustand. Dieser kann sich so negativ entwickeln, dass selbst eine langfristige Erholungspause nicht mehr greift. Zusätzlich wird der Sportler extrem infektanfällig. Nach dem neuesten Stand der Wissenschaft scheint der Erreger des Pfeifferschen Drüsenfiebers einer der Katalysatoren für das Ausbrechen einer Krankheit zu sein, die man in Fachkreisen als Burnout-Syndrom oder CFS (Chronisches Erschöpfungssyndrom) bezeichnet (siehe auch das Interview mit Olaf Bodden, Seite 32).
Oft kommen mehrere Faktoren zusammen: Der Erfolgsdruck wächst mit jeder Niederlage. Die Freude geht vollkommen verloren, und jede Trainingseinheit wird zum schmerzvollen Kampf, der Druck steigt ins Unermessliche. Die Sportler können nicht mehr abschalten, entwickeln Schlafstörungen, alle Gedanken und alles Tun drehen sich nur noch um das Ziel, das man nicht erreicht. Frust breitet sich aus und eine inhaltliche Leere – ein Teufelskreis, dem man sich kaum noch entziehen kann.
Diesem Stress sind wohl alle Sportler mal ausgesetzt, sie kennen das Brennen der Oberschenkel und den mentalen Druck vor dem Start. Viele Sportler wachsen an dieser Herausforderung, einige zerbrechen. Ihr Körper zieht die Notbremse und verweigert die Mitarbeit.

Ein Sportler, der diesen ungleichen Kampf gegen seinen Körper ausgetragen hat, ist Sven Hannawald. Sein Körper und seine Seele wollten nicht mehr.
Getragen von einer Welle der Sympathie seiner Fans, will er nun sein Leben neu anpacken und erst einmal den wichtigsten Menschen in seinem Leben kennen lernen – sich selbst.

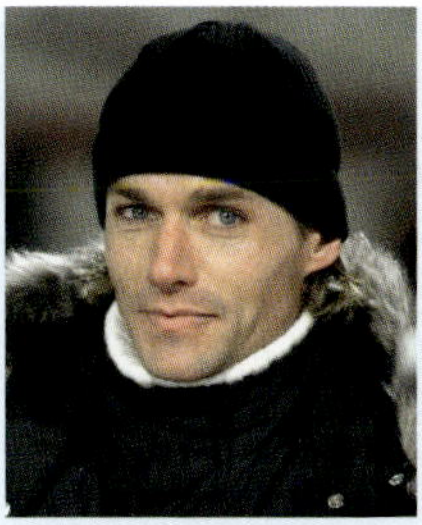

»Ich will das Feuer in mir wieder finden, das ich sonst in meinen Augen gesehen habe.«

SVEN HANNAWALD hat mit seinem einzigartigen Triumph bei der Vierschanzentournee 2002 Weltmaßstäbe gesetzt, die Presse jubeln und die Mädchenwelt durchdrehen lassen. Doch mit diesen vier spektakulären Siegen hatte der Weltmeister im Skisprung zum freien Flug in die eigene Überforderung angesetzt. Das, was die internationale Sport- und Klatschpresse vom weltbesten Ski-Flieger für die Zukunft erwartete, wollte er unbedingt und vor allen anderen von sich selbst. Zu Beginn der Saison 2003/2004 flog er nicht schlecht. Doch er wurde »nur« zweiter, es fehlte ihm der Sieg. Die Presse unkte, Sven stürzte ab. Drei Mal nahm ihn der Trainer während dieser Saison aus dem Weltcup heraus. Hannawald landete auf Platz 24. Im April jenes Jahres 2004 gab sein Manager bekannt, dass sich Sven auf eigenen Wunsch in eine Spezialklinik begeben habe. Die Diagnose: Burnout-Syndrom. Ein Jahr später gab er bekannt: »Den Skispringer Sven Hannawald gibt es nicht mehr.« (BUNTE Nr. 33, 2005)

Der totale Rückzug eines Weltspitzensportlers nach einer missglückten Saison – das ist nicht unbedingt eine Sensation. Der Rückzug eines Weltspitzensportlers in eine Spezialklinik ist das durchaus. Besonders, wenn die Flucht dieses smarten jungen Mannes von einem geradezu hysterischen Presse-Aufschrei begleitet wird. Was war geschehen? Man hüte sich vor Spekulation – von Hannawald selbst gibt es nur kryptische Aussagen, doch der Ablauf der Geschehnisse, das Gesamtbild lässt Rückschlüsse zu.

Der Zusammenbruch kam nämlich nicht aus so heiterem Himmel, wie es die öffentlichen Reaktionen suggerierten. Krisensymptome zeigten sich spätestens mit dem Beginn der verhängnisvollen Saison 2003/04. Hannawald wirkte in Interviews oft abwesend, hin und wieder war eine versteckte Aggression zu spüren, für die er sich ein wenig zu schämen schien. Seinen Teamkollegen hatte er sich nie offenbart: »Ich war total überrascht«, so Michael Uhrmann, »dass Sven etwas so tief in sich trägt, hätte ich nicht gedacht. Hannawald war ruhig, in sich gekehrt, da war er sogar ganz extrem. Aber das war er eigentlich auch in Zeiten, als er seine größten Erfolge hatte. Auch da hat er viel mit sich selbst ausgemacht, nicht so viel geredet.« Hannawald selbst hatte der Zeitung *Welt am Sonntag* gesagt, er habe keine Freunde im Skisprung-Zirkus, er mache alles mit sich selbst aus, das »hat sich so eingefuchst«. Sven hatte sich abgekapselt, keine Frage. »Ich konnte keinen Kameraden mehr ertragen, forderte Einzelzimmer.« (BUNTE Nr. 33, 2005) Das, was den Skispringer-Kollegen Entlastung verschaffte von den immensen Erwartungen, der brennglasartigen Beobachtung durch die Presse, das Reden, Scherzen über ganz andere Dinge, das gemeinsame Feiern, Essen, Trinken – das mied Hannawald. Es sieht ganz danach aus, als habe er schon zu Zeiten seiner größten Erfolge mit einem potentiellen Burnout-Symptom zu kämpfen gehabt – ein zwanghaftes Kreisen der Gedanken um das eine und nur dieses eine Thema: das Skispringen, der Erfolg, der Sieg. Er selbst meinte zu den Ursachen seiner Erkrankung in der Talkshow von Reinhold Beckmann am 23. Mai 2005: »Die Gründe liegen zwischen fünf und sieben Jahre zurück. Das ist ein langer Prozess, den man einfach nicht mitkriegt. Ich hatte eine 170-prozentige Konzentration auf das Skispringen. Was hatte ich eigentlich außer dem Sport?

Eine Luftblase. Da ist gar nichts drin.« Er habe Angst vor dem Nichts entwickelt und eine tiefe innere Leere gespürt. »Durch den Erfolg habe ich immer mehr unbewussten Stress gehabt, den ich gar nicht gemerkt habe. Ich habe immer nur für meinen Sport gelebt.« Vielleicht sei manchen seiner Freunde aufgefallen, dass etwas mit ihm nicht stimme, »aber für mich war die Welt eine lange Zeit okay. Wenn man schon selber nicht mehr weiß, wer man ist, dann zieht man sich automatisch zurück. Man schaut in den Spiegel und sieht jemanden – aber nicht sich selbst. Ich wusste nicht, wo vorne und hinten ist.«

Hannawald beschrieb da den klassischen Weg in die chronische Überforderung von innen wie von außen und wie die »ganz normalen« Bedürfnisse eines Menschen – und später seine Gefühle – komplett auf der Strecke blieben. Burnout – von diesem Syndrom sind besonders Personen betroffen, die beruflich eine extrem hohe Anforderung an sich selbst stellen: Lehrer, Manager, Leistungssportler – und hier besonders Menschen, die sensibel sind wie Hannawald. »Manche Menschen haben eine Fragilität bis zur Neigung zu Depressionen. Der Verlust von positiven Perspektiven lässt sie sich zurückziehen bis zum Abwinken«, so Prof. Florian Holsboer vom Max-Planck-Institut, der den Fußball-Nationalspieler Sebastian Deissler aus einem ähnlichen Burnout-Tief geholt hat. Die »überperfektionierte Einstellung« dieser Patienten führe »zu lang anhaltendem emotionalem und körperlichem Stress, verbunden mit dem Mangel an Ausgleich und Erholung«, so Dr. Franz Theisen, Burnout-Experte an der Klinik Lauterbacher Mühle in Seeshaupt. Die Abwärtsspirale in das Ausbrennen von Körper und Seele beschreibt er so:

Die Identifikation mit dem Beruf ist übergroß, die innere Bewertungsmaschinerie signalisiert so zwanghaft wie permanent: »Du bist nicht gut genug, du musst besser werden.« Schuldgefühle wechseln mit dem Empfinden totaler Überforderung, Schlaflosigkeit stellt sich ein, gepaart mit Nervosität, Kopfweh und chronischer Müdigkeit. Phasen von Depression treten auf (»ich bin schuld an meinem Unglück«) – und Phasen von Aggression (»die anderen sind schuld an meinem Unglück«). Mit dem Entsetzen über die Erkenntnis, immer stärker ausgebrannt zu sein, kommen der soziale Rückzug, Entscheidungsschwäche und Konzentrationsstörungen. Der Patient funktioniert noch – aber wie eine Maschine, Hochleistung ist nicht mehr möglich. Es folgen Gewichtsprobleme (Abmagerung oder schnelle Zunahme), chronische Verspannungen, Alkohol- oder Drogenprobleme. Der Körper wird anfällig für Infekte, für Herz-, Magen- und Darmprobleme. Irgendwann gipfelt dieser Prozess des Ausbrennens im totalen Zusammenbruch: Der Patient gerät in eine tiefe Sinnkrise, fühlt sich gefangen in allumfassender Hoffnungslosigkeit, kämpft mit abgrundtiefer Übermüdung und dem fatalen Gefühl: Er, der immer alles so perfekt, so gut machen wollte, der die Aufgabe, die Pflicht immer über die eigenen Bedürfnisse stellte, ausgerechnet er wurde zum Vollversager. Nichts geht mehr. Sven Hannawald hat an diesem Punkt das Beste getan, was er tun konnte: Er hat die Klinik in Bad Grönenbach aufgesucht.

In diesem Stadium des Ausgebranntseins hat die Seele kapituliert, sämtliche Gefühle haben sich in den hintersten Winkel der Persönlichkeit zurückgezogen – der Patient spürt nichts mehr. Weder Freude, noch Hass, noch Enttäuschung, noch Schmerz: Das Verschwinden der Gefühle als Schirm des Selbstschutzes vor der Kraft der Selbstzerstörung, den das Unbewusste aufspannt. Vor allem sensible Persönlichkeiten würden, wenn sie die höllische Frustra-

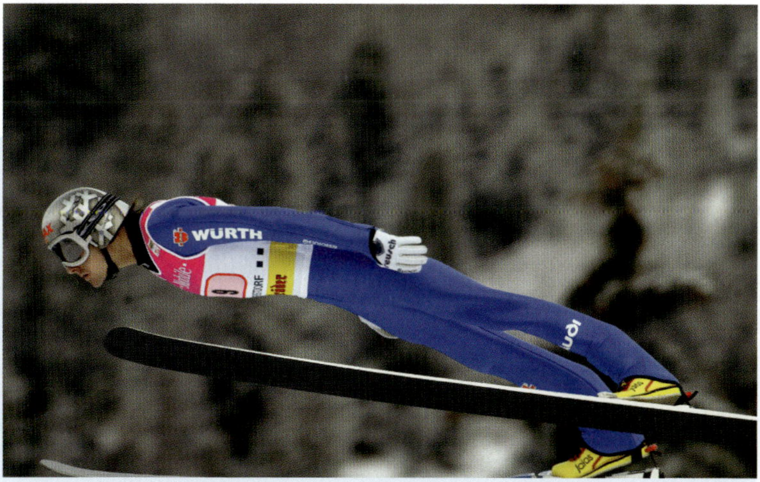

Ein Vogel im Wind – Sven Hannawald, wie ihn die meisten kennen.

tion voll wahrnehmen würden, in einen noch existenzbedrohenderen Zustand verfallen.

Eine Burnout-Patientin, deren Symptome sich vor allem als Essstörung zeigten, formulierte das so: »Ich bin Perfektionistin und hatte extrem hohe Maßstäbe an mich, die ich nicht erfüllen konnte. Ich habe mich selbst gehasst, und das hat sich aufs Essen niedergeschlagen. Die Beste in der Schule, die Schlankste, das hat nicht gereicht. Ich habe kein Leben mehr gespürt, keine Gefühle mehr zugelassen.«

Sven Hannawald beschrieb die Symptome, die sich während seines Klinikaufenthalts zeigten, bei Beckmann so: Es habe ihn erschreckt, dass er gedanklich nicht mehr abschalten konnte. »Man will schlafen, aber es geht nicht – weil einfach die Zentrale da oben wieder durchdreht. Das überfordert den Körper. Das Rad kann man nicht anhalten, das hat so einen Schwung, das geht nicht.« Zu Beginn seiner Therapie in der Allgäuer Klinik habe er Schlafmittel bekommen. »Die Tage, wenn das Medikament nachgelassen hat, waren immer der Horror, weil sich einfach immer noch das Rad dreht – dreht, dreht, dreht.«

»Burnout ist eine starke emotionale Störung, verbunden mit extremer Ziellosigkeit«, so der Sportpsychologe Jens Kleinert von der Sporthochschule Köln. Die Motivation gehe verloren, Lebensziele verschwimmen. Die Seele kapituliert. Die Grenze zur Depression sei fließend.

Dieses Syndrom tritt zwar in den letzten Jahrzehnten gehäuft auf, doch es wurde schon in der Bibel beschrieben, als »Eliasmüdigkeit«. Über den Propheten Elias, der an seinem Volk Israel verzweifelte, heißt es im Buch der Könige: »Er aber ging hin in die Wüste eine Tagereise weit und kam und setzte sich unter einen Wacholder und wünschte sich so zu sterben und sprach: ›Es ist genug, so nimm nun, Herr, meine Seele: Ich bin nicht besser als meine Väter.‹«

Was tun? Sicherlich wäre es richtig gewesen, wenn sich Hannawald schon wesentlich früher in psychologische Betreuung begeben hätte. Die beiden Bundestrainer schienen dafür lange keine Veranlassung zu sehen. Als der aktuelle Trainer Wolfgang Steinert aufgrund der zunehmenden Schwächung seines Top-Skispringers medizinische Hilfe dann für sinnvoll hielt, wurde zunächst kein Psychologe konsultiert: »Wir waren bei vielen Ärzten«, so Steinert, »keiner ist auf ein gewisses Ergebnis gekommen.«

In der Klinik kam man endlich drauf – seitdem war Hannawalds Karriere definitiv auf Eis gelegt. Und der Deutsche Skiverband signalisierte einmütig: Hannawald hat nun alle Zeit der Welt … Um seine Gefühle wieder zu finden, seine mentale und körperliche Stärke. »Ich bin nach wie vor auf der Erforschung meines Bauch-

gefühls«, so Sven bei Beckmann, »immerhin kann ich jetzt wie fast jeder andere ganz normal den Alltag bewältigen.«
Sein wichtigstes Lernziel – mit Hilfe eines Psychologen, den er seit seinem Klinikaufenthalt regelmäßig konsultiert: die eigenen Ziele setzen, und zwar realistische, erreichbare Ziele. Nein sagen lernen. Nicht den Erwartungen anderer perfekt entsprechen wollen, »sich von dem Ballast befreien, der mir zuletzt Herz und Seele zuschnürte«. (BUNTE Nr. 33, 2005) Erwartungen und Realität müssen wieder zusammenfinden, damit das Gefühl entstehen kann: »Ich bin etwas wert, einfach so.« Ohne Siegertreppchen, Presse-Jubel und Trainer-Begeisterung.
Dazu der Sportpsychologe Lothar Linz zur Frage, ob Hannawald je die Rückkehr in den Skisprung schaffen wird: »Das ist ein heikler Punkt, daher kann ich nur eine subjektive Einschätzung vornehmen. Aber ich rechne nicht damit, dass er seine Bestleistung noch einmal erreicht. Nicht, weil ich ihm das nicht gönne, aber: Es ist nicht sein erstes Loch, und der Knoten im Kopf dürfte zu groß sein, um ihn schnell zu lösen.« Und Hannawald gab ihm Recht. »Das, was ich durchgemacht habe, wird sich bis an mein Lebensende hundertprozentig nicht wiederholen.« Mit dem Leistungssport ist endgültig Schluss. »Warum soll ich mir den ganzen Stress nach der langen Regenerationsphase überhaupt noch antun? Gepeitscht von Ehrgeiz habe ich schon von Kindesbeinen an rigoros den Karriereweg verfolgt. Ich war ja in der alten DDR schon zum Kindergarten-Kreismeister gedrillt worden. Jetzt will ich leben und Spaß haben, um mich dann in Ruhe auf die Zukunft vorzubereiten.«
Seine Seele jedenfalls wird sich nie mehr in den hintersten Herzwinkel verkriechen müssen.

Kranke Seele – krankes Immunsystem

Die unendliche Leere des Sportlers nach einem Misserfolg, das ständige Kreisen der Gedanken um ein Problem – das ist für unseren Körper eine negative Dauerbelastung. Stresshormone werden ununterbrochen ausgeschüttet. Erlebnisse wie etwa ein Unfall oder der Verlust eines geliebten Menschen beeinträchtigen die empfindliche Balance des Immunsystems negativ. Nicht Viren oder Bakterien versetzen unser Immunsystem in eine Art Lähmungszustand, sondern körpereigene Botenstoffe. Wir sind antriebslos, erschöpft und müde. Das Immunsystem schaltet ab und kann uns nicht mehr vor dem Dauerbeschuss von außen beschützen. In Australien belegten Forscher bei einer Gruppe von Witwern, dass der Verlust des Partners sich nachweislich negativ auf das Immunsystem auswirkte. Sie waren besonders anfällig für Herpes-Viren und Erkältungskrankheiten. Ein Effekt, der erst nach etwa einem Jahr der Trauerbewältigung in seiner Wirkung nachließ. Auch bei Patienten mit Depressionen lassen sich im Blut eine niedrige Anzahl und Aktivität der natürlichen Killerzellen nachweisen. Zusätzlich befinden sich in ihrem Blut weniger B-und T-Zellen. Gleichzeitig ermittelten die Forscher bei ihnen einen erhöhten Cortisolspiegel, der nach neuesten Forschungsergebnissen für die Wechselwirkung von Psyche und Immunsystem verantwortlich ist.

Cortisol – die Bremse für das Immunsystem

Galt früher die allgemeine Lehrmeinung, dass Hormone sowie Stimmungen und Gefühle keinerlei Einfluss auf das Immunsystem nehmen, weisen immer mehr Studien die gemeinsame Interaktion von Nerven-, Hormon- und Immunsystem nach. Zahlreiche Hormone

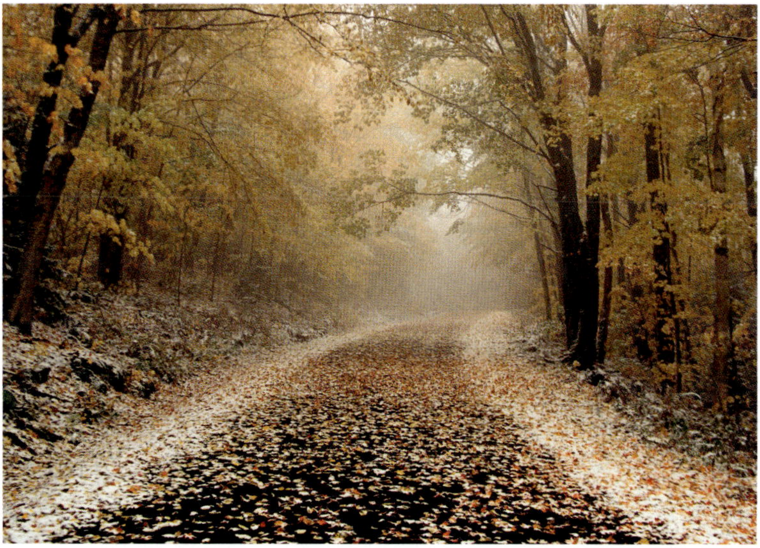

Gute Stimmung ist nicht wetterabhängig – auch ein nebliger Herbstwald kann wunderschön sein.

regulieren unsere Organfunktionen, unsere Vitalität und Aktivität, unseren Schlaf, unser biologisches Wachstum und unser Altern. Bei Stress schüttet die Hirnanhangsdrüse das Hormon ACTH (Adreno-Corticotropes-Hormon) aus. ACTH löst einen Alarmzustand aus und bewirkt in der Nebenniere die Ausschüttung von Adrenalin und Noradrenalin. Diese erhöhen innerhalb von Sekundenbruchteilen die Durchblutung und den Pulsschlag, steigern den Blutdruck, erweitern die Bronchien und die Pupillen, stellen Energie bereit, indem Fett- und Zuckervorräte des Körpers aus ihren Speichern gelöst werden. Das ist notwendig, um schnell auf Gefahren zu reagieren und fluchtbereit zu sein. Gleichzeitig minimiert der Körper alle Funktionen, die er nicht fürs unmittelbare Überleben benötigt. Dazu gehören die Verdauung, die logische Denkfähigkeit, die Sexualfunktionen und auch die Immunabwehr. Nach einiger Zeit fängt dann die Nebenniere an, Cortisol auszuschütten, um den Alarmzustand zu beenden. Dann

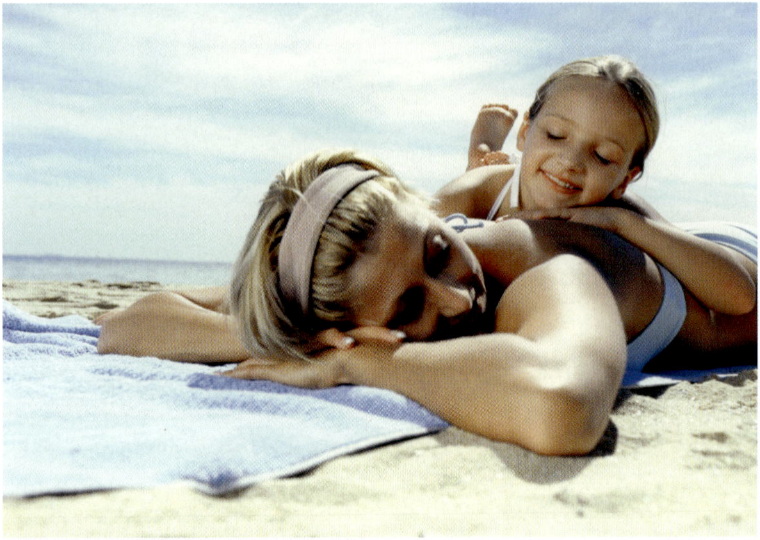

Bei Klimawechsel erst mal entspannen und ausruhen.

stellt das Gehirn im Normalfall die Produktion von ACTH wieder ein und die Stressreaktion wird beendet. Bei Dauerstress versagt jedoch dieses Prinzip der Selbstkontrolle. Die Stresshormone werden ständig ungebremst ausgeschüttet und stören damit Organ- und Immunfunktionen. Auch Nervenzellen reagieren auf den Dauerbeschuss mit Hormonen.

Sie reizen Immunzellen (Mastzellen und Langerhans-Zellen) in der Haut und in den Schleimhäuten. Diese schütten Entzündungsstoffe aus, und es können Hautentzündungen, Juckreiz (»Neuro«-Dermitis), Darmentzündungen (Reizdarm) oder Asthma entstehen.

Pause für das Immunsystem

Bei einer Dauerbelastung des Immunsystems mit Stresshormonen verringert sich seine Aktivität und es kann die meisten Abwehraufgaben nur noch eingeschränkt bewältigen. Fällt der Stress dann von einem auf den anderen Tag weg, wie es am Anfang eines wohlverdienten Urlaubs oft der Fall ist, gerät das Immunsystem nach neuesten Studien sogar noch unter den »Alltagsnormwert« und braucht ca. drei Tage, um auf das Fehlen der Stresshormone positiv zu reagieren. Während dieser ersten drei Tage ist man daher extrem anfällig für Infektionen der oberen Atemwege. Da gerade in den ersten Tagen des Urlaubs oft eine Flugreise mit einem gravierenden Klimawechsel verbunden wird, erkranken viele Menschen gerade zu Urlaubsbeginn. Der nachlassende Stress und der Klimawechsel beschäftigen das Immunsystem mit Hochdruck. Erkältungserreger und Magen-Darm-Viren haben ein leichtes Spiel. Auch Zeit, für ein weiteres hartnäckiges Virus aus seinem Unterschlupf hervorzukriechen und die geschwächte Abwehr auszutricksen: Das Herpes-Virus blüht im Urlaub besonders gerne. Durch die Hitze der Sonne trocknen die Zellen der Mundschleimhaut leichter aus. Daneben verfügen Lippen über keinen eigenen Lichtschutz. Die UV-Strahlen können ungebremst in tiefer liegendes Gewebe vordringen. Im Tierversuch steigt nach UV-Bestrahlung die Zahl der T-Supressorzellen, die die Abwehr des Immunsystems unterdrücken. Bei dieser lokalen Schwäche im Schleimhautgewebe können sich dann die Herpes-Viren rasant ausbreiten. Daher immer einen Lippenstift mit hohem Lichtschutzfaktor benutzen und vorsorglich eine antivirale Salbe mitnehmen.

Warnsignale des Körpers – Ist unser Selbstheilungssystem gefährdet?

Unser Immunsystem befindet sich ununterbrochen in einer empfindlichen Balance. Es reagiert auf innere und äußere Störungen äußerst sensibel. Wenn wir es in seinem Kampf unterstützen wollen, müssen wir wissen, welche Einflüsse es stärken und welche es schwächen. Alkohol, Stress, Nikotin und Bewegungsarmut schwächen das Immunsystem. Psychische Ausgeglichenheit, eine gesunde Ernährung und ausreichende Bewegung dagegen beeinflussen es positiv. Einfache Warnsignale helfen, erste Irritationen des Immunsystems zu erkennen. Je mehr der folgenden Warnzeichen auf Sie zutreffen, um so mehr sollten Sie für Ihr Immunsystem tun.

- Häufige Infektanfälligkeit, meist nur mit leichtem Fieber
- Hartnäckiger, nach Behandlung umgehend wiederkehrender Pilzbefall
- Häufig ausbrechender Herpes
- Ständige Neigung zu Entzündungen der Harnwege und Blase
- Allergien
- Ekzeme, Hautentzündungen
- Lange Regenerationsphasen und Erschöpfungszustände nach Krankheiten
- Andauernde, unerklärliche Müdigkeit und Erschöpfung
- Depressive Verstimmungen und Antriebsschwäche
- Trockene Mundschleimhaut
- Darmstörungen, Durchfall, Blähungen
- Schlafstörungen, Nachtschweiß
- Auffallend wenig Lust auf Sex

Belastender, chronischer Dauerstress macht also unserem Immunsystem stark zu schaffen. Die Schlagkraft des Immunsystems sinkt auf allen Ebenen. Doch es gibt noch andere Faktoren, die diesen Teufelskreis fördern.

- Berufs- und Zukunftsängste lassen uns nicht schlafen. Je mehr sich nachts die Gedanken um wichtige Themen drehen, desto schwerer

Lassen Sie sich nicht vom Stress beherrschen
Das Erste-Hilfe-Antistress-Programm

- Versuchen Sie, den in einer Situation entstandenen Stress möglichst direkt abzubauen. Am effektivsten ist hierbei aktive Bewegung, wie Schattenboxen oder Laufen. Durch die Bewegung können die ausgeschütteten Stresshormone vom Körper leichter wieder abgebaut werden. Gerade abends, nach dem Arbeitsstress, sollte man sich lieber bewegen als vor dem Fernseher abzuschalten. Anschließend ist man körperlich müde und entspannt und findet leichter in einen erholsamen Schlaf.
- Bei einer akuten Stresssituation, zum Beispiel beim Warten auf ein Testergebnis oder eine wichtige Nachricht, hilft die Visualisierung einer besonders schönen Erinnerung. Gehen Sie kurz auf eine Traumreise, stellen sich vor, dass Sie gerade am Meer entlanggehen oder von einem hohen Berg auf die offene Ebene schauen.
- Atmen Sie bewusst. Gerade unter Anspannung atmen wir flach und hektisch. Versuchen Sie, sich auf Ihre Atmung zu konzentrieren. Atmen Sie durch die Nase ruhig ein und durch den leicht geöffneten Mund wieder aus. Stellen Sie sich vor, dass Sie Ihre Atmung begleiten, die wie ein Fluss in den Körper dringt und durch den Bauchraum in die entlegensten Verästelungen fließt und auf seinem Rückfluss Ängste und Spannungen mit sich nimmt.
- Verschaffen Sie sich nach Ärger direkt Luft. Sie brauchen sich nichts gefallen zu lassen. Kontern Sie, wenn Sie sich ungerecht behandelt fühlen. Schlucken Sie den Ärger nicht runter. Raus damit … Mit dem Fuß aufstampfen, etwas in den Mülleimer pfeffern hilft ungemein. Der Körper kann so schneller auf »Normalbetrieb« umschalten, als wenn Sie sich innerlich aufreiben.
- Verändern Sie Ihr Zeitmanagement. Achten Sie darauf, dass zwischen den

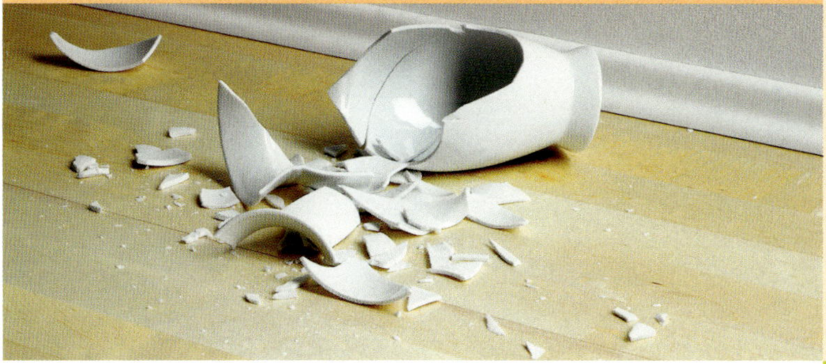

einzelnen Terminen genug Zeitpuffer sind, damit ein Verkehrsstau oder ein unerwartetes Gespräch Sie nicht in Zeitbedrängnis bringt.

- Sortieren Sie Ihren Alltag nach Wichtigkeit. Schieben Sie die unangenehmen Dinge nicht vor sich her, sondern erledigen sie diese zuerst. Anschließend sollten Sie kleine Etappensiege belohnen. Erledigtes demonstrativ zerreißen und in den Papierkorb werfen, Termine im Timer durchstreichen und Aktendeckel laut zuschlagen.
- Versuchen Sie, Stresssituationen zu verändern. Grundsätzlich gibt es nur zwei Möglichkeiten, auf Stress zu reagieren: entweder die Stressauslöser verändern oder sie akzeptieren. Organisieren Sie sich besser, lassen Sie sich nicht ausnutzen, sagen Sie nein, wenn Ihnen die Situation über den Kopf wächst. Sortieren Sie »Freunde« aus, die Ihnen schaden oder Sie anstrengen. Gehen Sie Probleme an und ändern Sie Ihr Verhalten. Auf der anderen Seite lernen Sie, nicht zu ändernde Dinge zu akzeptieren.
- Lernen Sie auch, sich selbst zu akzeptieren. Schönheitsideale, neue Mode, Freizeit, Freunde, Kinder, Beruf – dies sind alles hohe Anforderungen aus unserer Umgebung. Kein Mensch kann all diese Dinge perfekt erfüllen. Überprüfen Sie, ob Sie wirklich nur Ihre eigenen Interessen verfolgen oder ob Sie sich von Einflüsterungen der Werbebranche oder der Gesellschaft unter Druck setzen lassen.
- Nutzen Sie die Kraft positiver Gedanken (Siehe auch *Denken Sie sich gesund*, Seite 90). Positive Gedanken setzen bestimmte Hormone frei, die die Stimmung aufhellen und unser Immunsystem stärken. Der Glaube an unsere eigenen Kräfte hilft uns, schwere Aufgaben zu bewältigen.
- Optimieren Sie Ihren Schlaf. Ein regelmäßiger Schlafrhythmus ist für einen gesunden Schlaf besonders wichtig. Verdunkeln Sie möglichst Ihr Schlafzimmer, sorgen Sie für Ruhe und verbannen Sie laut tickende Wecker. Schlafen Sie in einem kühlen, aber nicht zu kalten Zimmer (auch Kälte ist Stress).

fallen wir in den so wichtigen regenerativen Tiefschlaf. Wir schlafen nicht durch und wachen wie »gerädert« am nächsten Morgen auf.

- Je gestresster wir sind, desto stärker missbrauchen wir Stimulanzien – zum Wachbleiben Nikotin und Kaffee, zum Abschalten Alkohol und Schlaftabletten.
- Mangelnder Schlaf, unerledigte Aufgaben und Perspektivlosigkeit verstärken depressive Stimmungen.

- Meistens hat man kaum noch die Energie und Lust, sich ausgewogen zu ernähren und sich überhaupt zu bewegen.
- Man isoliert sich, entwickelt sich zum »Couch potato«. Der innere Antrieb lässt nach. Alles erscheint anstrengend und sinnlos.

All diese Aspekte potenzieren sich mit ihren negativen Einflüssen auf das Immunsystem. Dabei spielt die Art des Stresses keine Rolle, sondern die subjektiv empfundene Belastung. Eine Hausfrau mit ihren Kindern kann durchaus genauso viel Stress in ihrem Alltag empfinden wie ein Manager mit der Verantwortung für mehrere hundert Menschen. Dauerstress, der als Belastung empfunden wird, schädigt dabei nachweislich unser Immunsystem viel stärker als Stress, der als aktiv und produktiv empfunden wird. Jede Stresssituation erfordert daher einen ganz eigenen Umgang.
Im Rahmen dieses Buches wollen wir Ihnen deshalb ein paar grundsätzliche Hilfestellungen für eine aktive Stressbewältigung vermitteln.

Entspannung – Regeneration für unsere Bodyguards

Der Körper wird im Laufe eines Tages unzähligen Stressreaktionen ausgesetzt. Herzrasen, feuchte Hände, Kurzatmigkeit und Angstgefühle sind mögliche Symptome. Wir können relativ große Mengen Stress ohne gesundheitliche Probleme verkraften. Damit uns der Stress aber nicht krank macht, sollten wir unserem Körper Erholungsphasen gönnen. Die Entspannung ist für die Regeneration des Immunsystems von entscheidender Bedeutung. Stresshormone können in dieser Zeit abgebaut werden, das Verhältnis von T-Suppressor- zu T-Helferzellen kann sich wieder einpendeln. Deshalb: »Entschleunigen« Sie Ihr Leben in einem oft gnadenlos beschleunigten Alltag.

Lernen Sie, sich gezielt zu entspannen

- Gönnen Sie Ihrem Körper ein entspannendes Bad, einen Saunagang oder eine Massage.
- Hören Sie ruhige Musik. Klassische Musik stimuliert bestimmte Hirnregionen, vermehrt Botenstoffe auszusenden, die positiv unsere Stimmungslage und unser Immunsystem beeinflussen.
- Spazieren gehen, Sport treiben, Gespräche mit Freunden, Hobbys – alles Positive gibt unserem Körper und der Seele die Möglichkeit, Spannungen und Ängste loszulassen.
- Erlernen Sie eine (!) Entspannungstechnik, die Ihnen besonders gut gefällt und die Sie auch gern regelmäßig anwenden möchten, zum Beispiel Yoga, Meditation, Autogenes Training, Progressive Muskelentspannung, das richtige Atmen, Thai Chi, Chi Gong oder Tanzen.

Es gibt so viele Möglichkeiten. Finden Sie heraus, womit Sie persönlich sich wohlfühlen.

Balance und Gelassenheit führen zum Glück

Johann Wolfgang von Goethe beschreibt die Kraft der positiven Gedanken als »Wohnen in sich selbst«.
Die negativen Kräfte unserer Psyche können wir auch in starke positive umwandeln. Eine positive Grundeinstellung, Gelassenheit und Loslassen heben die negativen Auslöser in ihrer Wirkung auf. Durch positive Gedanken lassen sich die Selbstheilungskräfte des Körpers aktivieren.
Zu viel Ehrgeiz, zu viel Hektik, zu viel Sport, zu viel Geschwindigkeit, zu viel Streben nach Erfolg und Wohlstand:
»Der Mensch muss sich hüten, durch zu viel Arbeit seinen Leib zu töten.« *Hildegard von Bingen (1098–1179).*

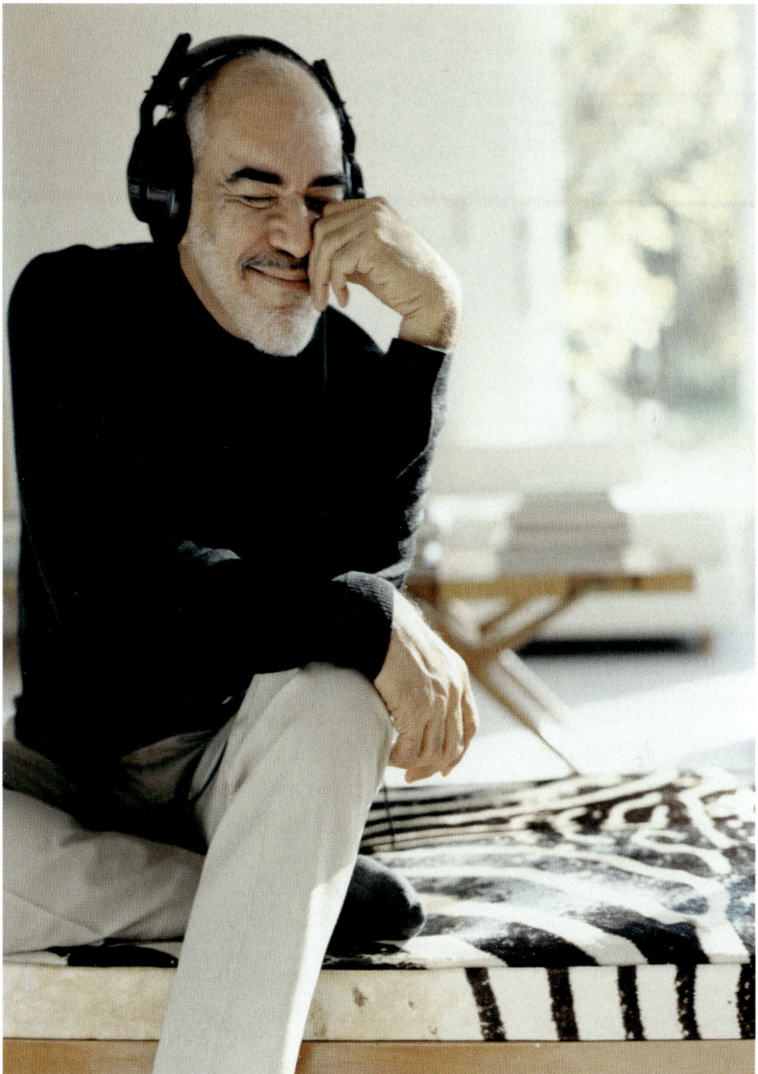

… und wann waren Sie das letzte Mal so entspannt?

Denken Sie sich gesund

Positive Gedanken sind wie kristallklare Gebirgsbäche. Sie spülen den angeschwemmten Schlamm und Schmutz von Ihrer Seele einfach weg. Stärken Sie Ihre Selbstheilungskräfte durch innere Ruhe und Gelassenheit und nutzen Sie die Kraft der positiven Gedanken.

»Es ist unglaublich, wie viel Kraft die Seele dem Körper zu leihen vermag.« *Wilhelm von Humboldt (1767–1835)*

Die Kraft der Gedanken

Auch wenn wir es nur sehr ungern hören – der Mensch wird von Reflexen und Trieben gesteuert. Wir sind stolz auf unser komplexes Gehirn, dessen grandiose Leistung uns von der Tierwelt abgrenzt. Doch der Intellekt ist nur für die wenigsten Steuerungen unseres Körpers zuständig. Hormone, Botenstoffe und Neurotransmitter regeln unsere Gefühle und unser Leben. Und doch haben wir Einfluss auf diesen regulativen Prozess. Mentale Techniken und Entspannungsübungen öffnen die geheimen Zugänge ins Unterbewusstsein und helfen, dort negative Aspekte auszumerzen. Mit der richtigen Technik überlisten Sie nicht nur schlechte Gedanken, sondern auch Hormone und die Zellen des Immunsystems. Unser Unterbewusstsein ist immer aktiv und nimmt alles wahr. Auf unserer Seele lassen sich die Narben und Kratzer der Vergangenheit nicht mehr wegpolieren oder ungeschehen machen. Aber jeder positive Gedanke, jeder schöne Augenblick, jedes Quäntchen Glück füllt im Unterbewusstsein unseren Speicher der Lebensfreude wieder auf, macht uns glücklicher und damit auch gesünder. Jedes Lachen und jeder positive Gedanke stärken unser Immunsystem und damit unsere Selbstheilungskräfte.

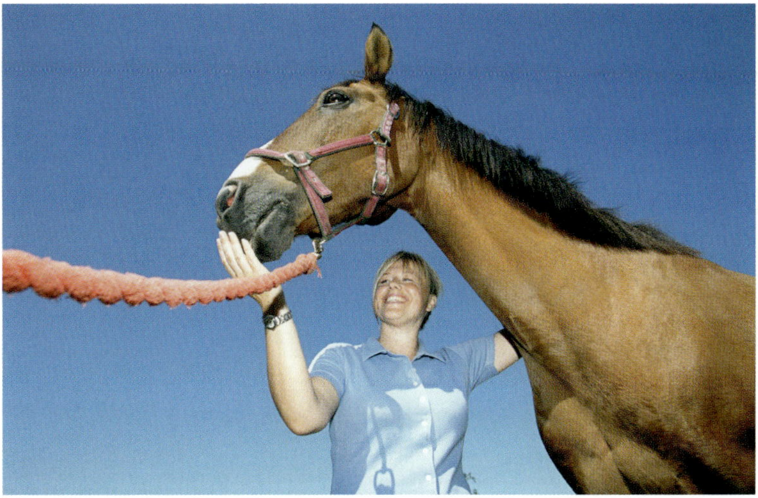

Erlauben Sie sich, glücklich zu sein – auch ein Hobby kann eine Form der Meditation sein.

Negative Gefühle machen krank

Ihr Chef kommt in Ihr Büro und knallt Ihnen eine Akte auf den Tisch. »Die muss in einer Stunde bearbeitet sein«, knurrt er noch im Hinausgehen und schmettert dynamisch die Tür zu. Wut, Ärger, aber auch Verzweiflung und Angst kommen hoch und bringen Ihren Körper in Wallung. Sie wissen, dass es nicht zu schaffen ist. Wenn Sie sich ärgern, schüttet Ihre Nebenniere etwa 30 Minuten lang Adrenalin aus. Der Puls rast, die Atmung beschleunigt sich, die Muskeln spannen sich an. Der Körper bereitet sich auf Flucht vor – ein Relikt aus unserer Höhlenzeit. Doch im Büro ist Flucht eine völlig sinnlose Reaktion. Wohin sollen wir fliehen? Deshalb bleiben wir sitzen und

»fressen« den Ärger in uns hinein. Adrenalin und das Stresshormon Cortisol werden nicht richtig abgebaut und überfluten chronisch unseren Körper. Schlafmangel, Unkonzentration und Nervosität sind die Folgen. Wir sind niedergeschlagen und fühlen uns schlecht. Doch wir können diesen Frustkreislauf durchbrechen.

Da geht dem Stress die Puste aus

Wenn wir uns erschrecken, holen wir erst einmal tief Luft. Das ist sinnvoll, wenn wir gerade wie James Bond vom Hochhaus springen oder mit einem Höhlenbären kämpfen. Im Büro aber ist dieser Urinstinkt völlig überholt. Trotzdem: Bei jedem Ärger atmen wir erst mal tief ein. Der Körper reagiert auf Anspannung mit einer verkrampften Atmung und mit Übersäuerung des Gewebes. Dies macht uns reizbar und aggressiv. Die Folgen sind Kopfschmerzen, Herzstiche, innere Unruhe, Schlafstörungen und Magenkrämpfe. Mit der folgender Yoga-Atemübung atmen Sie den Stress einfach weg. Machen Sie die Übung, sooft Sie wollen, aber anfangs nicht länger als eine Minute, sonst kann Ihnen schwindelig werden. Schon innerhalb einer Minute entspannen sich Ihre Blutgefäße und Ihr ganzer Körper.
Atmen Sie bei jeder angespannten Situation erst einmal kräftig aus. Bei der Arbeit, wenn das Telefon klingelt, wenn Ihre Kinder Sie ärgern. Nach einiger Zeit wird das Ausatmen genauso zum Reflex wie vorher das Einatmen. Versuchen Sie, sich ständig daran zu erinnern, kleben Sie an verschiedene Stellen kleine Spickzettel »Ausatmen!«, und atmen Sie bewusst aus. Besonders wirkungsvoll ist eine zusätzliche Körperentspannung. Lassen Sie beim Ausatmen einfach die Schultern fallen, das entspannt den Körper und verstärkt das Ausatmen. »Ausatmen und Schultern fallen lassen« ist die perfekte Erste Hilfe für stressige Situationen.

Yoga-Übung

Reinigungsatmen

Im Gegensatz zu den meisten Yoga-Übungen handelt es sich hierbei um eine schnelle, dynamische Atemtechnik, bei der die Ausatmung im Vordergrund steht. Beim ersten Versuch konzentrieren Sie sich nur auf das kraftvolle Ausatmen, das Einatmen geht ganz von selbst.

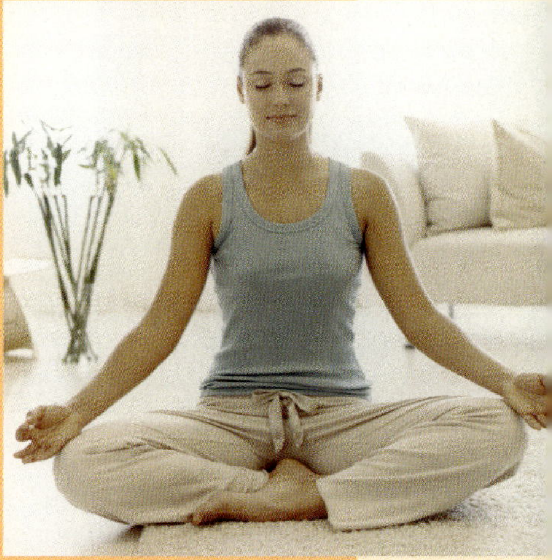

- Setzen Sie sich im Schneidersitz auf den Boden.
- Atmen Sie einige Male ruhig ein und aus.
- Atmen Sie nun durch die Nase tief ein und fühlen Sie, wie die Luft bis in den Bauch vordringt.
- Atmen Sie jetzt schnell durch die Nase aus und stellen Sie sich dabei eine Kerze vor, die Sie auspusten wollen. Spannen Sie dabei Ihre Bauchmuskeln an, das Zwerchfell hebt sich und pumpt die verbrauchte Luft raus.
- Entspannen Sie die Bauchmuskulatur, lassen Sie Luft durch die Nase nachströmen und wiederholen Sie dann die kraftvolle Ausatmung. Das Ausatmen sollten Sie laut hören können. Viermal Atmen ist ein Durchgang. Versuchen Sie vier Durchgänge.
- Atmen Sie nun wieder ruhig und gleichmäßig und genießen Sie die wieder gewonnene Entspannung und mentale Klarheit. Diese Übung eignet sich hervorragend, um Stress abzubauen oder um den Kopf vor einer Prüfungssituation freizumachen.

Positive Gefühle – die besten Starkmacher

Wenn Sie am Morgen Ihre Augen öffnen, sollten Sie den Tag unbeschwert und mit einer positiven Einstellung beginnen. Sagen Sie laut einen positiven Satz und begrüßen Sie den neuen Tag. Wenn Sie jedoch schon beim Aufwachen an bevorstehende Probleme und Sor-

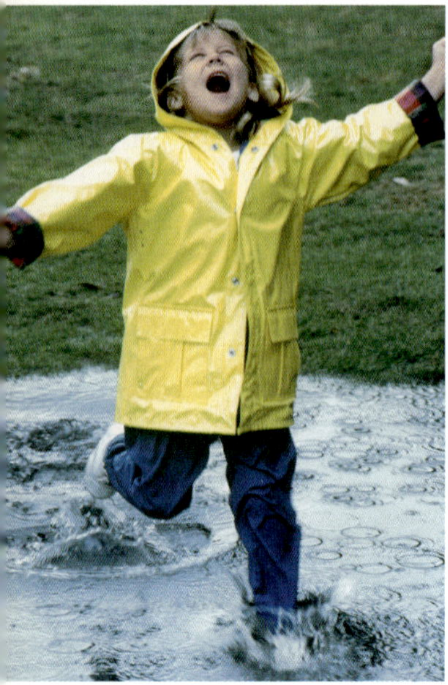

I'm singing in the rain... Auch das stärkt unsere Abwehr.

gen denken, beginnen Sie Ihren Tag bereits mit einer negativen Grundeinstellung. Hier sollten Sie bewusst eingreifen und die negativen Gedanken durch positive überschreiben. Psychische Belastungen, Trauer und depressive Stimmungen belasten nachweislich unser Immunsystem. Psychische Probleme bewirken ebenso wie chronischer Stress ein Absinken der Produktion von T-Helferzellen und ein Nachlassen ihrer Aktivität. Das Immunsystem wird träge. Damit spiegelt das Immunsystem unsere körperliche Verfassung wider, denn auch wir sind bei depressiver Verstimmung antriebsschwach, müde und unausgeglichen. Liegt dieser Stimmung eine ernsthafte Erkrankung zugrunde, muss sie vom Arzt abgeklärt und behandelt werden. In letzter Zeit verhärtet sich jedoch die Vermutung, dass auch depressive Gemütszustände, Antriebslosigkeit und Müdigkeit auf ein geschwächtes Immunsystem zurückzuführen sind. Daher gilt, auch wenn's schwer fällt: Mobilisieren Sie Körper und Psyche und aktivieren Sie Ihre Selbstheilungskräfte. Unser Unterbewusstsein reagiert sehr empfindlich auf unsere Stimmungen und Gedanken. Wenn Sie wiederholt zu sich sagen: »Ich bin zuversichtlich und glücklich«, werden diese Botschaften in Ihrem Unterbewusstsein ankommen und gespeichert. Sie spiegeln sich in Ihrer Tagesverfassung und Ihrer Ausstrahlung wider.

Erhält Ihr Unterbewusstsein jedoch nur negativen Input und Befehle, werden solche Signale schnell zu »sich selbst erfüllenden Prophezeiungen«. Wie können wir unseren Körper zu etwas motivieren, wenn wir uns selber ständig einflüstern: »Das schaffe ich ja doch nie.«

Optimisten und Pessimisten erleiden die gleichen Schicksalsschläge, sie unterscheiden sich nur in der Bewältigung ihres Schicksals. Pessimisten sind davon überzeugt, vom Schicksal benachteiligt zu sein und ihren Sorgen nicht entkommen zu können. Optimisten nehmen dagegen ihr Leben selber in die Hand und verbessern dadurch nicht nur ihre Lebenssituation, sondern nehmen selbst aus Schicksalsschlägen noch Kraft für ein Weiterleben.

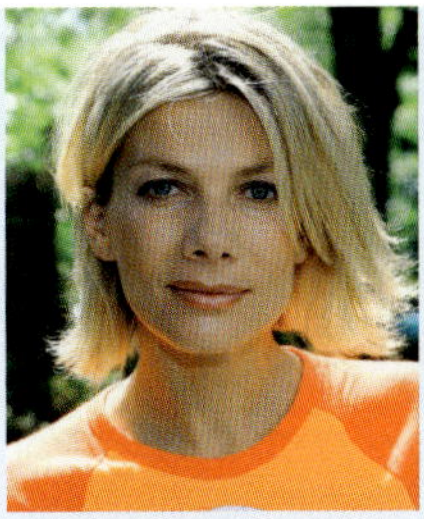

»Das Wichtigste ist, den Mut zu entwickeln, auf sich selbst zu hören, und die Kraft zu haben, daran zu glauben.«

URSULA KARVEN ist eine gefragte Schauspielerin und ausgebildete Yogalehrerin. Mindestens dreimal pro Woche praktiziert sie ihr 90-Minuten-Programm – und fühlt sich heute körperlich so stark wie noch nie in ihrem Leben. Auch mental hat ihr die Yoga-Arbeit sehr dabei geholfen, den Tod ihres vierjährigen Sohnes Daniel zu verarbeiten. Im Jahr 2004 hat die Familie die Wahlheimat Malibu verlassen. Heute lebt Ursula Karven mit Ehemann Jim Veres, TV-Produzent, den Söhnen Christopher (geb. 1994) und Liam (geb. 2002) in einem 400 Jahre alten Rustico auf Mallorca.

NINA RUGE: *Was tust du, um dich und dein Immunsystem zu stärken, wenn dich eine Erkältung anfliegt?*
URSULA KARVEN: Das ist natürlich typabhängig. Manchen hilft Sauna, anderen Erkältungsbäder. Mich schwächt so etwas. An Medikamenten nehme ich natürlich so wenig wie möglich. Seit 20

Jahren habe ich kein Antibiotikum mehr gebraucht. Echinacea nehme ich zur Unterstützung der körpereigenen Immunabwehr, Schüsslersalze. Bakterielle Infekte des Nasen- und Rachenraums lassen sich wunderbar mit Nasenduschen bekämpfen, versetzt mit Emser Salz. Ich habe mir das von den Yogis abgeschaut, die machen das täglich – und ich auch seit vier Jahren. Seitdem habe ich fast keinen Schnupfen und keine Halsschmerzen mehr gehabt. Mein Sohn Christopher macht es ebenfalls und ist seitdem viel seltener krank. Früher, als es mich heftiger erwischt hatte, habe ich kompromisslos Paracetamol genommen oder Ibuprofen – alle vier Stunden. Ich halte nichts davon, mich mit Erkältungsnebeneffekten wie Halsschmerzen, Gliederschmerzen etc. zu quälen. Ich bin ein Schmerzgegner. Wenn sich herausstellte, dass ich es mit einem Virusinfekt zu tun hatte, das heißt, wenn es nach drei Tagen nicht besser wurde, habe ich mich immer von einem Arzt untersuchen lassen – genauer gesagt, von zwei Ärzten. Ich vertraue selten *einem* Arzt, frage gewöhnlich einen Schulmediziner und einen, der ergänzende Medizinrichtungen praktiziert.
Aber das Wichtigste ist für mich: Höre auf deine eigene innere Stimme. Ich spüre sehr genau, was mein Körper braucht. Wenn ich mich geschwächt fühle, lasse ich sogar meine Yoga-Übungen ausfallen – oder beschränke mich auf wenige Übungen, meditiere – oder lege mich ins Bett, wenn ich mich danach fühle und es irgendwie möglich ist. Wenn ich auf meine innere Stimme höre, dann weiß ich, wann ich Ruhe brauche. In der Ruhe liegt nun mal die Kraft.

? *Die Intuition und auch den Mut, auf seinen Körper zu hören, das gehört ja in unserer Gesellschaft nicht zu den gängigen Lernzielen. Wie lernt man das?*

! Mein Weg war und ist Yoga. Wohlgemerkt: Yoga ist keine Religion, Yoga ist Arbeit mit sich selbst. Übersetzt bedeutet ›Yoga‹ nun mal ›Einheit‹. Du gelangst über bestimmte Atemtechniken und Bewegungen in Verbindung mit dem, was uns bestimmt, was wir sind.

Es macht Sinn, sich anzusehen, wie Yoga entstanden ist: Schon vor 4000, 5000 Jahren haben Yogis sehr bewusst Babys, Tiere, die Natur beobachtet. Sie haben sich deren Haltungen abgeschaut und Atemtechniken dazu entwickelt. Diese Übungen bringen uns zurück zur Natur, zu unseren ersten Bewegungen als Baby, aber auch zu denen unserer Evolution. Sie bringen uns zu unserer »göttlichen Basis« zurück, sie ermöglichen ein Finden unseres Selbst. Sie erweitern unser Bewusstsein.

Heute bin ich damit auch fitnessmäßig völlig autark. Ich kann meine Übungen überall hin mitnehmen. Ich brauche nur meine Matte – und bin von Öffnungszeiten der Fitnesscenter, vom Wetter etc. völlig unabhängig.

? *Viele empfinden eine Hemmschwelle, sich auf einen solchen – in gewisser Weise spirituellen – Weg einzulassen …*

! Noch mehr Menschen haben einfach Angst davor, dass sie erst mal viele Jahre täglich meditieren müssen, um ihren Körper, um sich selbst zu spüren. Das ist nicht so. Jeder von uns trägt diese Fähigkeit in sich. Man muss sich nur den Raum schaffen.

Und das gelingt, ohne jahrelang meditiert zu haben.

In unserer westlichen Welt werden wir oft hin- und hergeschubst, ohne zu Atem zu kommen. Da bleibt wenig Platz, auf sich selbst zu hören. Mit dem Praktizieren von Yoga ändert sich das sehr schnell.

? *Plötzlich? Wie viel Yoga muss man denn machen, bis man eine Veränderung spürt?*

! So oft wie möglich. Meistens gelingt es mir, dreimal pro Woche für 90 Minuten Yoga abzutauchen. Doch wenn ich zum Beispiel um sechs Uhr früh zum Dreh abgeholt werde, dann reicht es eben nur zu drei Sonnengrüßen – und das ist dann auch gut so. Wenn der Tagesablauf extrem eng ist, dann sind es eben nur zehn Minuten. Doch einen Punkt am Morgen zu haben, an dem ich mit mir allein bin, an dem ich mich ordnen kann, sortieren kann, das ist ein Schlüssel. Es ist magisch. Ich setze mich hin, schließe die Augen und atme einfach – atme und konzentriere mich auf den Tag. Somit bin ich kein ›Opfer‹ des Tages und bin den Anforderungen gewachsen, die auf mich zukommen.

? *Gibt es wissenschaftliche Erkenntnisse über die Wirkung von Yoga auf den Stoffwechsel?*

! Yoga hilft nachweislich beim Abbau des Stresshormons Cortisol. Vielleicht schicke ich voraus: Fast jeder hat irgendwann im Leben seine persönliche Methode gefunden, Stress abzubauen. Das geschieht bei so genannten ›Lieblingsbeschäftigungen‹. Lieblingsbeschäftigungen sind auch eine Art Meditation, sei es Golfen, Angeln, Stricken, Kochen oder den Sonnenuntergang bewundern. Man hat in den USA bei 250 Menschen während der Ausübung ihrer Lieblingsbeschäftigungen den Cortisolabbau gemessen. Weitere 250 Probanden praktizierten Yoga – wohlgemerkt, das waren Anfänger. Bei diesen Menschen wurde ein um 50 Prozent höherer Cortisolabbau gemessen als bei denen, die ihrer Lieblingsbeschäftigung nachgingen. Das bedeutet: Mit Yoga kann man sein Immunsystem nachhaltig stärken. Denn platt gesprochen: Cortisol macht unglücklich, dickleibig und krank. Ich habe mich noch nie körperlich so stark gefühlt wie jetzt. Man ernährt sich aber auch anders. Früher mochte ich Junk Food, ich hatte da weder ideologische Hemmungen, noch musste ich auf mein Gewicht achten. Meine Essgewohnheiten haben sich radikal verändert, obwohl ich es gar nicht beabsichtigt hatte. Als ob sich mein Körper durch Yoga selbst gereinigt hätte, verschwanden meine Gelüste auf fette und schwer verdauliche Nahrung. Ich lebe zwar nicht streng vegetarisch, aber ich meide rotes Fleisch, vertrage keinen Kaffee mehr, auch kaum noch Alkohol. Mehr als ein Glas schmeckt mir nicht mehr – und das kam durch Yoga, ganz von selbst. Süßes allerdings liebe ich hormonell bedingt einmal im Monat – natürlich gönne ich es mir. Ich habe auch keine Lust mehr auf viel Milch und Käse. Soja in Maßen. Ich spüre einfach, was gut für mich ist.

? *Yoga ist ja keine mechanische Ausübung einer Folge von Bewegungsabläufen, kombiniert mit einer bestimmten Atemtechnik. Was denkst du, was fühlst du, während du Yoga machst?*

! Bevor ich beginne, falte ich für eine kurze Zeit meine Hände und widme mein Yoga einem Menschen oder einer Sache, die mir am Herzen liegt. Ich möchte diese Kraft weitergeben. Während der Übungen hat man gar keine Chance, an irgendetwas anderes zu denken. Wenn man sich richtig auf seinen Atem und auf die Bewegungen konzentriert, dann kann man gar nicht anders – dann ist Ruhe im Laden. Was phänomenal ist: Mit der Haltung, die man durch Yoga gewinnt, nämlich auf sich und seinen Körper zu hören, kommen Antworten auf wichtige Fragen. Ich weiß heute oft schon vorher, wie sich wichtige Dinge im Leben entscheiden werden, weil ich die Antwort intuitiv vorher spüre.

? *Wie kann man – mit dieser Einstellung zum Yoga, wie du sie selbst praktizierst – Selbstheilung mental unterstützen?*

! Bei großem Stress, immenser Belastung werde ich selten krank. Das passiert meistens erst später, wenn ich loslasse. Sollte das geschehen, dann finde ich es für mich wichtig, Krankheit ›leicht‹ zu nehmen, natürlich ohne sie unterzubewerten. Doch man sollte sie annehmen, als Zeichen seines Körpers an sich selbst.
Das Wichtigste ist, den Mut zu entwickeln, auf sich selbst zu hören, die Kraft zu entwickeln, daran zu glauben, dass alles Wissen bereits in einem ist. Den Mut zu haben, sich ernst zu nehmen, ja, sich als ein Wesen mit göttlicher Basis zu empfinden. Wir sollten jeden Tag segnen und genießen. Wir müssen lernen, uns selbst zu erlauben, glücklich zu sein.

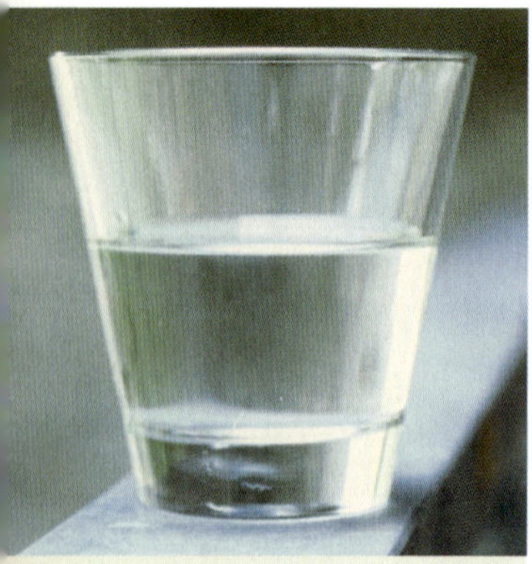

Das Glas ist immer halbvoll.

Anleitung zum Glücklichsein

»Wir müssen lernen, uns selbst zu erlauben, glücklich zu sein.« Ein wunderschöner Satz, den Sie sich jeden Tag zu Eigen machen sollten.
Beginnen Sie den Tag mit positiven Gedanken. Stellen Sie sich vor den Spiegel, schauen Sie sich in die Augen und motivieren Sie sich für den Tag. Vermeiden Sie verneinende Formulierungen. Der Satz »Ich bin nicht müde« wird Sie sicherlich nicht aufbauen. Sagen Sie stattdessen: »Ich bin ausgeruht und freue mich auf den Tag.« Positive Sätze, auch Affirmationen genannt, helfen Ihnen, sich positiv auf den Tag einzustimmen. Das Un-

Die folgenden Affirmationen dienen als Anregung. Finden Sie Ihren persönlichen Spruch, der Ihre Träume, Wünsche und Hoffnungen enthält.

» Ich schaffe die Herausforderung. Alles wird gut.«
»Die Welt ist wunderschön, voller Wunder und liebenswerter Menschen.«
» Ich bin stark und verzeihe mir meine Fehler und Schwächen.«

terbewusstsein reagiert am besten auf ein bis zwei kurze Sätze, die im Präsens formuliert sind. Finden Sie Ihren eigenen Motivationssatz oder Vers, den Sie sich auch im Laufe des Tages möglich oft sagen sollten. Verbinden Sie Ihre Affirmationen mit einem Bild. Durch Visualisierung wird die Botschaft ans Unterbewusstsein noch verstärkt. Wenn Sie sich sagen: »Ich bleibe ganz ruhig und atme gelassen aus«, stellen Sie sich beispielsweise vor, dass Sie gerade als Steuermann eines großen Schiffs beide Hände fest am Steuerrad haben und das Schiff ruhig auf Kurs halten, während die Wellen von allen Seiten kommen. Oder denken Sie an einen klaren Kristallbach, um sich zu entspannen und von negativen Gedanken zu reinigen.

Weiße Monster auf Mikrobenjagd

Wissenschaftlich nachgewiesen ist die positive Wirkung der Visualisierung auch auf das Immunsystem. Bei dem folgenden Experiment sollten sich die Probanden täglich mehrere Minuten lang ihre weißen Blutkörperchen als kleine Monster mit scharfen Zähnen vorstellen. Und dabei denken: »In meinem Blut schwimmen Millionen gefräßiger weißer Monster und fressen alle Eindringlinge auf.« Im Blut ließ sich schon nach kurzer Zeit eine Zunahme der Anzahl der weißen Blutkörperchen feststellen. Der positive Effekt dieser messbaren Aktivierung von körpereigenen Selbstheilungskräften ließ sich besonders bei Kindern feststellen, die wahrscheinlich in ihrer Fantasie einfach noch lebendiger sind. Die ungeheure Macht der Selbst-

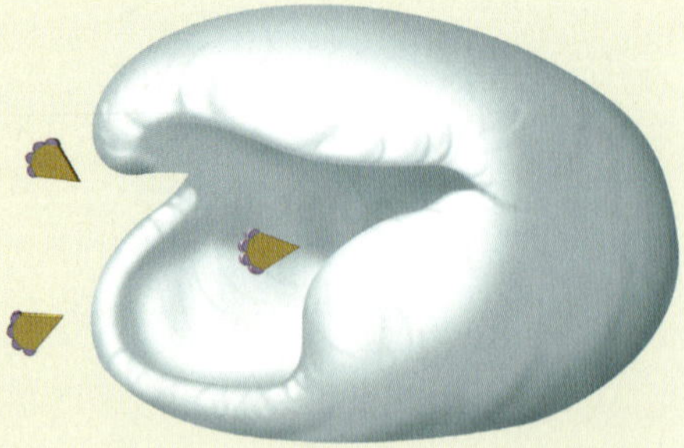

Die Fresszellen (Phagozyten) stürzen sich mit Begeisterung auf die eingedrungenen Erreger.

heilungskräfte findet sich auch in vielen Volksweisheiten wieder, nicht umsonst heißt es: »Der Glaube versetzt Berge.« Im Rahmen einer Studie hat man festgestellt, dass regelmäßige Kirchgänger seltener an Herzkrankheiten leiden als Atheisten. Ein Effekt, den man auch bei Menschen, die häufig meditieren oder Yoga ausüben, feststellen kann. Die regelmäßige Einkehr und Besinnung hilft Körper und Seele, loszulassen und zu innerer Ruhe zu kommen.

Entspannung und richtige Atmung – Energie fürs Immunsystem

- Unser Unterbewusstsein öffnet zweimal am Tag seine Pforten besonders weit. Beim Aufwachen und beim Einschlafen befinden wir uns im so genannten Alpha-Zustand, denn unser Gehirn produziert dann hauptsächlich besonders gleichmäßige Alpha-Wellen als Gehirnströme. In dieser Zeit ist unser Unterbewusstsein extrem sensibel. Beginnen Sie daher den Tag mit positiven Gedanken und Bildern und schlafen Sie mit ebendiesen Gedanken ein. Wenn Sie beim Einschlafen über Sorgen und Probleme nachdenken, werden Sie diese mit in Ihren Schlaf nehmen und verspannt und erschöpft aufwachen. Lassen Sie deshalb gerade am Abend alle negativen Gedanken los und meiden Sie ebensolche Fernsehsendungen.
- Sie sollten regelmäßig vor dem Schlafengehen mit einer Entspannungsübung Ihre Gedanken reinigen. Denn wenn Sie unmittelbar nach der Arbeit oder nach einem spannenden Fernsehfilm ins Bett

Progressive Muskelentspannung:

- Legen Sie sich entspannt auf den Rücken.

Ziehen Sie die Zehen und Füße an und halten Sie die Spannung fünf Sekunden. Danach lassen Sie die Füße fallen und spüren, wie die Spannung abfällt.

- Sagen Sie sich, dass Ihre Füße jetzt warm und schwer sind, und nehmen Sie bewusst den Gegensatz zwischen Spannung und Entspannung wahr.
- Arbeiten Sie sich nun langsam nach oben vor, indem Sie nacheinander die einzelnen Muskelpartien spannen und entspannen, und zwar in folgender Reihenfolge: Waden, Oberschenkel, Po, Becken, Bauch, unterer Rücken, Brust, oberer Rücken, Hände (zu Fäusten ballen), Unterarme, Oberarme, Schultern und Hals. Die Muskulatur wird so fest wie möglich angespannt, dies ist äußerlich oft nur durch ein leichtes Zittern zu sehen, aber innerlich werden Sie die Kraft spüren.
- Ziehen Sie nun Ihr Gesicht zusammen, als wenn Sie auf eine Zitrone beißen, strecken Sie dann die Zunge so weit wie möglich raus und sperren Sie den Mund auf. Dann die Augen nach oben drehen und die Stirn runzeln. Nun entspannen Sie sich und fühlen, wie die Spannung entweicht.
- Ihr Körper fühlt sich nun schwer und entspannt an. Bleiben Sie in der Position noch liegen und stellen sich eine Sonne vor, die auf Ihren Bauch scheint und ihn wärmt. Gehen Sie im Geiste noch einmal auf eine innere Reise durch alle Körperregionen. Wenn Sie noch eine Verspannung spüren, versuchen Sie die Erinnerung an das Gefühl der Entspannung in diese Region zu lenken.

gehen, läuft Ihr Verstand noch auf Hochtouren. Nehmen Sie sich Zeit, um Ihren Körper auf die Ruhe vorzubereiten, indem Sie etwas Leichtes lesen, meditieren oder eine Yoga-Übung machen.

- Mit Hilfe der progressiven Muskelentspannung können Sie direkt vor dem Schlafengehen alle Verspannungen des Körpers lösen.
- Atmen Sie nach jeder anstrengenden, belastenden Situation bewusst aus und lassen Sie dabei die Schultern hängen.
- Visualisieren Sie eine Situation, in der Sie besonders glücklich waren, und denken Sie mehrmals täglich daran. Das kann das Wellengeräusch der Meeresbrandung sein oder der Duft des Waldes, das Lächeln Ihres Kindes, aber auch die Erinnerung an eine sanfte Berührung, den ersten Kuss oder Ähnliches. Sie werden merken, wie sich bei diesen Gedanken sofort ein Lächeln auf Ihre Lippen zaubert.

- Stecken Sie andere mit Ihrem Optimismus an, positive Signale machen sympathisch.
- Meiden Sie Pessimisten, Schwarzseher und Jammerlappen, die nur klagen und nicht handeln, lassen Sie sich davon nicht anstecken, denn nicht nur ein Lachen ist ansteckend, auch schlechte Laune ist höchst infektiös.
- Schaffen Sie sich Inseln der Ruhe. Ihr Geist kann bei beruhigender Musik und einem interessanten Buch viel besser abschalten als bei einer TV-Dauerberieselung.
- Der Schlaf ist für die Regeneration unserer Kräfte besonders wichtig. Es kommt dabei nicht nur auf die Länge, sondern vor allem auch auf die Qualität des Schlafens an.

Mit Hilfe folgender Yoga-Atmung finden Sie schnell in einen entspannenden Schlaf. Durch ihre Anlehnung an das Summen einer Biene »Brahmari« heißt diese Übung Brahmari-Atmung.

Und so funktioniert es:

Brahmari-Atmung

Setzen Sie sich in den Schneidersitz. Summen Sie nun beim Ausatmen wie eine Biene. Das versetzt Sie schnell in eine Art meditativen Zustand der Ruhe und Entspannung. Nach einiger Zeit werden die Atemzüge lang und entspannt, stecken Sie nun die Finger in die Ohren. Achten Sie darauf, wie sich dabei der Ton verändert. Seine beruhigende Wirkung nimmt zu. Variieren Sie die Lautstärke und die Stimmhöhe, bis Sie einen Ton haben, der für Sie beruhigend klingt. Atmen Sie aus, bis die Lunge fast leer ist, erst dann atmen Sie wieder ein. Atmen Sie so bewusst zehnmal aus.

Wirkung: Die Atemzüge werden länger und beruhigen den Geist. Die Hals-, Rücken- und Schultermuskulatur entspannt sich. Durch das Summen konzentriert man sich verstärkt auf das Ausatmen und wirkt so der Übersäuerung des Blutes durch einen anstrengenden Tag entgegen.

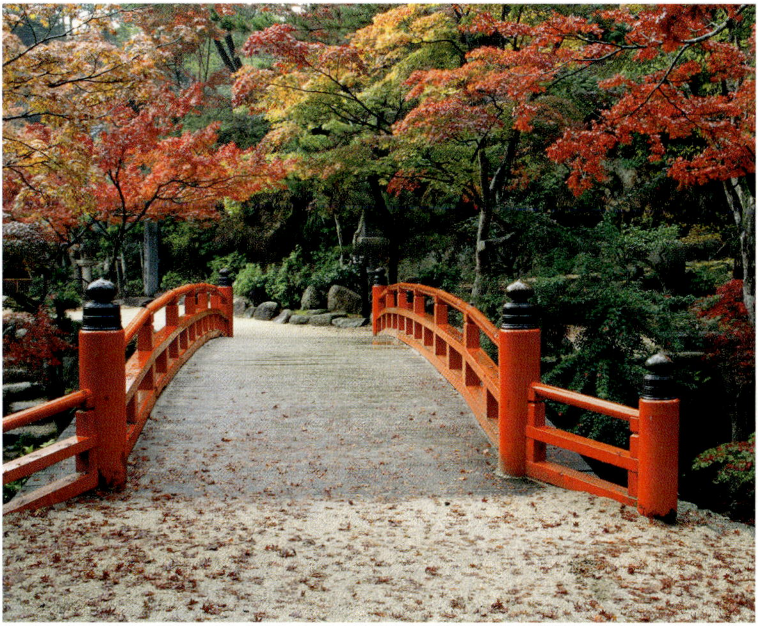

Ein Spaziergang in der Stille wirkt heilend auf Ihr Immunsystem.

Ein Lächeln zaubert Wärme

Das Leben ist selten gerecht. Jeder muss schwere Stunden erleben. Nutzen Sie Ihre innere Kraft, um an solchen Hindernissen zu wachsen, vielleicht sogar über sich hinaus. Die Kraft zum Glücklichwerden und -bleiben liegt in Ihnen. Und damit auch die Kraft, gesund zu bleiben.
Natürlich lassen sich schwere Erkrankungen nicht einfach weglachen oder schönreden, aber wir können lernen, auch mit solchen Katastrophen zu leben und uns nicht das Leben durch sinnlose Grübeleien noch zusätzlich schwer zu machen. Zudem belasten depressive Stimmungen und Gefühle unser Immunsystem in besonderem Maße und hemmen dadurch die Selbstheilungskräfte, die in jedem stecken.

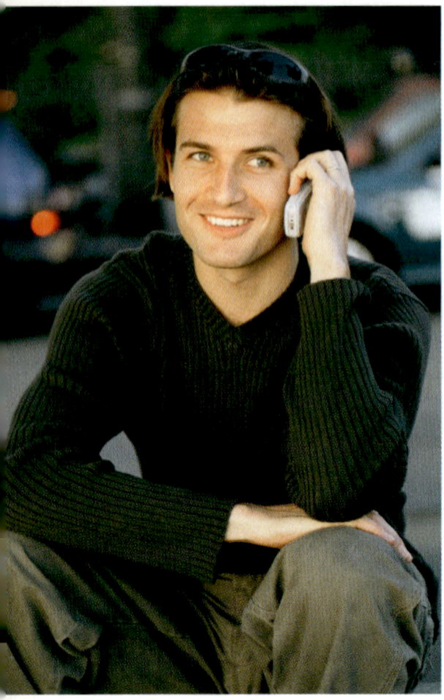

Auch wenn Ihr Gesprächspartner Ihr Lächeln nicht sieht – spüren wird er es.

Kleine Anleitung zum großen Glück

- Stecken Sie sich erreichbare Ziele und feiern Sie auch kleine Erfolge! Ziele, die Sie nicht erreichen können, belasten Ihre Psyche. Weg damit. Erfragen Sie Ihre Wünsche: Will ich das oder erwartet das nur die Gesellschaft von mir?
- Stehen Sie zu Ihren Schwächen! Sie haben nicht die Modelfigur von Kate Moss. Na und? Mit einer positiven Selbsteinschätzung strahlen Sie den natürlichen Schönmacher »Selbstbewusstsein« aus. Jeder Mensch hat schöne Seiten. Und ein glückliches Lächeln macht sympathischer als jedes Designer-Label. Lächeln Sie bei allem, was Sie tun. Ein Lächeln am Telefon hebt die Stimmmelodie, die Stimme wird freundlich und motivierend.
- Fallen Sie nicht auf Klischees rein! Mit mehr Geld, einem neuen Auto oder einer neuen Designer-Handtasche wäre Ihr Leben auf die Dauer auch nicht schöner oder erfüllter. Luxusgüter nutzen sich schnell ab und verlieren ihren Glanz des Unerreichbaren, wenn man sie erst einmal besitzt. Die Schönen und Reichen dieser Welt sind auch nicht glücklicher, sie haben nur mehr Möglichkeiten, von innerer Leere und Unzufriedenheit abzulenken. Wissenschaftler beobachteten Lottomillionäre mit dem desillusionierenden Ergebnis, dass bereits drei Jahre nach dem großen Los der Anteil der Depressiven unter den Lottokönigen deutlich höher war als in der Durchschnittsbevölkerung. Nachgewiesenermaßen wird schon nach drei Monaten jedes Glück zur Normalität – und der Gewöhnungseffekt setzt ein.

- Schaffen Sie sich Herausforderungen und Ziele! Geben Sie Ihre behäbige Trägheit auf und stellen Sie sich der Realität. An jeder Herausforderung werden Sie wachsen. Und damit auch Ihr Selbstbewusstsein und Ihre innere Zufriedenheit. Schaffen Sie sich ein erfüllendes Hobby, denn jedes Vertiefen in eine positive Aufgabe entspannt Ihre Psyche und macht Sie glücklich und ausgeglichen.
- Wagen Sie den Seitensprung ins Glück, am besten jeden Tag, indem Sie vom eingefahrenen Weg abweichen, neue Ideen verwirklichen und ungewohnte Erfahrungen sammeln. (Sie werden erstaunt sein, was schon ein anderer Weg ins Büro, eine andere Aufstehzeit oder die Treppe statt des Lifts verändern können …)
- Stecken Sie sich Ihre Ziele ein bisschen höher, als Sie sich selber zutrauen! Sie können mit Sicherheit mehr, als Sie selbst für möglich halten. Verlassen Sie sich auf das Urteil von Freunden. Diese werden Sie darin unterstützen, das Beste aus sich herauszukitzeln. Sie waren noch nie allein in einer großen Stadt? Versuchen Sie es doch einmal, und freuen Sie sich wie ein kleines Kind, das zum ersten Mal seine Schnürsenkel binden kann, dass es Ihnen gelingt, in der fremden Stadt die richtige U-Bahn zu nehmen, ein gutes Restaurant zu finden und sich ein Taxi von der Straße zu schnappen. Genießen Sie kleine Siege, seien Sie stolz auf sich und trauen Sie sich mehr zu.
- Hören Sie auf Ihr Bauchgefühl, lassen Sie sich nicht von Ihren Wünschen abbringen und räumen Sie Ihren Zielen höchste Priorität ein! Wenn Sie selber Ihre Wünsche nicht ernst nehmen und sie ständig beiseite schieben, macht Sie das unzufrieden. Setzen Sie sich durch. Dann werden diese Ziele auch von anderen akzeptiert. Gerade Mütter stellen ihre Wünsche oft in den Schatten der Familie, unbewusst erwarten sie Dank für dieses Opfer. Frust ist vorprogrammiert. Schaffen Sie sich kleine Freiräume. Bestehen Sie darauf, Zeit für sich zu haben, als Freizeitausgleich für den Job rund um die Uhr. Treiben Sie Sport, fangen Sie ein neues Hobby an oder treffen Sie sich auch

mal abends mit einer Freundin, ohne dabei ein schlechtes Gewissen zu haben.

- Finden Sie Ihr Glück im Alltag! Nicht das große Geld macht glücklich, sondern Alltagserlebnisse. Wenn wir uns an Kleinigkeiten erfreuen, bringen wir die Höchstleistung ganz von allein. Die Arbeit geht leichter von der Hand und macht wieder Spaß. Jeder Mensch hat seine ganz persönlichen Glücksmomente. Halten Sie in diesem Moment ganz bewusst inne und spüren Sie dem Glücksgefühl nach. Merken Sie tief in Ihrem Herzen: Jetzt und hier bin ich glücklich. Speichern Sie diesen Moment ab und erinnern Sie sich so oft wie möglich wieder daran. Und seien Sie auf der Hut: Glücksmomente können uns jederzeit überraschen und uns nachhaltig beflügeln.
- »Ein Lächeln, das du aussendest, kehrt zu dir zurück.« Diesen Spruch sollten wir uns zu Herzen nehmen, klingt er auch noch so abgedroschen. Lächeln Sie doch die Kassiererin im Supermarkt an und schenken Sie dem Sachbearbeiter ein strahlendes Lächeln. Sie werden merken, wie sich Ihr Gegenüber entspannt und die Freundlichkeit zurückgibt.

Die Kraft in uns

Immer wieder hören und lesen wir von nahezu unglaublichen Wundern. Von Menschen, die durch reine Willenskraft schier Übermenschliches leisten. Von hoffnungslosen Fällen, die von Schulmedizinern längst aufgegeben wurden und ihre Krankheit dennoch überlebt haben. Unzählige Menschen setzen auf ihre innere Stärke und überleben. Es gibt sie – die Kraft der Selbstheilung. Doch auch Patienten, die den langen Kampf verlieren, profitieren von der Kraft der positiven Gedanken. Denn Menschen, die ihre Krankheit annehmen und mit Hoffnung in die Zukunft blicken, leben intensiver und glücklicher als Patienten, die sich selbst aufgegeben haben. Ein Mensch, der für sich diesen Kampf aufgenommen hat und mit Hilfe der eigenen positiven Kräfte – unterstützt von der modernen Medizin und der Liebe seiner Familie – seiner Krankheit Paroli geboten hat, ist der beliebte Schauspieler Michael Lesch.

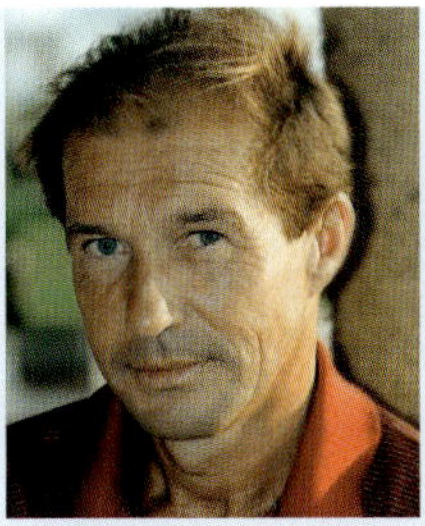

»Um zu überleben, ist der Mensch zu allem fähig. Diese Kraft muss man in sich entdecken.«

MICHAEL LESCH war mit der Hauptrolle in der erfolgreichen Krimi-Serie »Der Fahnder« auf dem Höhepunkt seiner Karriere, als ihn die Diagnose »Morbus Hodgkin« aus der Bahn warf: Lymphdrüsenkrebs. Die Krankheit bedrohte massiv sein Leben, denn der Krebs hatte bereits ein kritisches Stadium erreicht. Michael Lesch nahm den Kampf auf. Nach acht Chemotherapien, unzähligen Operationen, 17 Bestrahlungen und einem ehrgeizigen Reha-Programm wurde er als geheilt erklärt – nur ein Jahr nach Behandlungsbeginn.

NINA RUGE: *Hattest du von der schweren Erkrankung überhaupt etwas gemerkt?*
MICHAEL LESCH: Ich hatte nicht die Spur einer Ahnung. Schließlich hatte ich immer gesund gelebt, Sport getrieben – Fußball, Tennis, Golf –, hatte mich bewusst ernährt – kaum Fett, viel Gemüse, wenig Alkohol. Okay, ich habe geraucht.
Im November 1999 bin ich wegen einer Stimmbandentzündung mit Penicillin behandelt worden, und natürlich ging ich davon aus,

dass ich bald wieder einsatzfähig wäre. Doch dann – ich empfinde den Schock von damals natürlich wie heute – brach ich körperlich total zusammen. Am 18. November war das. Schüttelfrost, Fieber, Notarzt, Krankenhaus – das volle Programm. Die Diagnose: verschleppte Lungenentzündung. Okay, dachte ich, das kriegst du wieder hin.

Doch dann kam der Professor mit dem Röntgenbild ins Zimmer: »Schauen Sie bitte: Die Lymphknoten hier – zu viele und zu groß.« Verdacht auf Morbus Hodgkin. Ich wusste sofort, wie gefährlich dieser Krebs ist. Denn ich hatte gerade die Biografie meines amerikanischen Golf-Idols Paul Azinger gelesen. Und der wurde ebenfalls auf dem Höhepunkt seiner Karriere von Morbus Hodgkin vom Fairway gerissen. Morbus Hodgkin ist eine bösartige Lymphknotenerkrankung. Die Dinger vermehren sich plötzlich unkontrolliert, infiltrieren Organe und Gewebe. Und irgendwann bist du weg.

Aber noch war die Diagnose ja nicht eindeutig. Man hat mir also ein paar dieser Lymphome herausoperiert, aus der Schulterregion. Ich wollte die unbedingt sehen. Mannomann, schwarzbläulich, ziemlich krebsig sah das aus. So was gibt's einfach nicht in einem gesunden Körper. Es war also Realität. Ich musste mich damit auseinander setzen: Ich hatte Krebs. Und zwar in Stadium 3b. Will heißen: Sehr stark entwickelt, Stadium 4 bedeutet den sicheren Tod. Und dennoch hatte ich Glück: Die Lymphknoten wucherten zwar wie verrückt, aber sie hatten die Organe noch nicht befallen. Ein befreundeter Arzt meinte dann zu mir, mit diesem besonderen Dackelblick: »Hodgkin kannst du immerhin besser therapieren als Non-Hodgkin.« Aber ich hatte sowieso keine Sekunde gezögert. Mir war völlig klar: Diesen Kampf nehme ich auf.

Ich habe dann *die* Hodgkin-Koryphäe aufgesucht: Prof. Volker Diehl an der Uniklinik Köln. Der sagte erst mal nur eins: »Die Zeit rennt.«

? *Denkst du heute, dass dich der Krebs rein zufällig erwischt hat – ohne Sinn und Verstand sozusagen –, oder könnte die Erkrankung eine Ursache gehabt haben? Könnte Michael Lesch völlig unbewusst den Krebs gewissermaßen eingeladen haben?*

! Zu mindestens 40 Prozent. Klar, natürlich musste ich mir sagen: Jedes Jahr erkranken in Deutschland 400 000 Menschen an Krebs. Wieso also nicht ich? Doch es könnte auch einen konkreten Krebs-Auslöser gegeben haben – und der heißt Psychostress. Ich befand mich damals in der größten Krise meiner beruflichen Laufbahn. Ich hatte mit der Hauptrolle des Martin Riemann im ›Fahnder‹ meinen Traumjob. Den wollte ich die nächsten 20 Jahre machen. Doch gerade da setzten die Intrigen ein, und die haben mich total mürbe gemacht, das hat mich Tag und Nacht nicht losgelassen. Wie so oft im Fernsehalltag wollte eine neue Redakteurin das Konzept radikal ändern. Meine Ideen für diese Figur – für mein Kind, würde ich sogar sagen – galten plötzlich nichts mehr. Die Qualität der Drehbücher rutschte in den Keller. Jeder Tag am Drehort war Kampf. Ich trug mich sehr konkret mit dem Gedanken, aus diesem Job, für den ich so brannte, auszusteigen. Diese höchst belastende Situation hat es meines Erachtens der Krankheit ermöglicht, sich einzuschleichen.

Nachdem ich die Krebsdiagnose erhalten hatte, habe ich übrigens meinen TV-Tod, den »Fahnder«-Tod, gespielt. Was glaubst du, was ich empfand, als mir der Regisseur danach sagte: »Deine Sterbeszene hat mich seltsam berührt.«

? *Im Alter von 43 Jahren war also plötzlich die alles entscheidende Frage in dein Leben getreten: leben oder sterben.*

! … und ich habe mich sofort für das Leben entschieden. Prof. Schönemann an der Uniklinik Köln hatte mir eingebläut, was ich auch aus dem Bauch heraus genau so gespürt hatte: ›60 Prozent Ihrer Genesung verdanken Sie Ihrem Willen.‹ Mir war sofort klar – genauso, wie es mein Golf-Vorbild Paul Azinger empfand … Ich habe eine schwere Krankheit, ich nehme sie an, ich stelle mich ihr. Es bringt nichts zu jammern. Ich bin für mich selbst verantwortlich als Patient. Ich muss aus der Opferrolle raus, ich muss mich aktiv beteiligen am Heilungsprozess durch meinen Willen. Wenn du aktiver Partner bist, dann ist die moderne Medizin dein Freund.

? *Aber es kam dann doch viel schlimmer, als du es dir je hättest ausmalen können …*

! Ja. Acht volle Dröhnungen Chemotherapie. Du wirst an den Rand des Todes gespritzt. Du verlierst dein Kurzzeitgedächtnis, dein Langzeitgedächtnis, du wirst unfruchtbar – und die Infektionsgefahr ist irrsinnig hoch. So habe ich mich damals entschieden, keine Kinder mehr haben zu können.

Die Chemotherapie wurde sofort begonnen, noch vor Weihnachten. Zunächst schien das alles erträglich, Heiligabend wurde ich entlassen, habe mir vorsorglich die Haare abrasieren lassen, wollte aktiv der Handelnde bleiben. Die ersten beiden Chemos waren allerdings Killefatz gegenüber dem, was dann kam. Ich habe also zunächst versucht, meinen Körper fit zu halten, ein fast »normales« Leben zu führen, habe weiter gegolft, habe mich gesund ernährt: Gemüse, Obst, Fisch, Pasta. Während der Chemos im Krankenhaus habe ich konsequent den Anstaltsfraß eliminiert. Und hier kommt – viel zu spät in diesem Gespräch – meine Frau Christina ins Spiel. Sie kam dreimal am Tag, hat mir jedes Mal leichtes, hochwertiges Essen mitgebracht. Meistens selbst gemachte Hühnersuppe: Zwei Hühnchen hat sie dafür ausgekocht. Sie war eine so unendlich wertvolle Unterstützerin in diesem Kampf. Sie hat mir gezeigt, wie sehr sie zu mir steht, wie sehr sie mich liebt. Sie gab mir das klare Gefühl, dass das ein gemeinsamer Kampf für eine gemeinsame Zukunft ist. Ja, und abends habe ich sittenwidrig immer ein Bier getrunken, um einschlafen zu können.

? *Das war die gerade noch erträgliche Seite der Chemotherapie …*

! Mit der dritten Chemo bin ich in die Hölle gefahren. Ich erlitt einen Darmverschluss, der zu spät erkannt wurde. Das hieß Notoperation. Der Darm war aber wegen der Chemos schon so porös, dass er nicht genäht werden konnte. Die Sache war lebensgefährlich, die Infektionsgefahr gigantisch. Und so bekam ich das Grässlichste, was ich mir vorstellen konnte: Einen künstlichen Darmausgang. Vier, fünf Tage lang hatte ich mich aufgegeben. Ich rutschte in eine Existenzkrise. So zu vegetieren, mit Beutel an der Seite, das ertrug ich nicht. Daraufhin hat mich der Chefarzt nach Strich und Faden zusammengeschissen: »Wir versuchen hier, Ihr Leben zu retten! Also spielen Sie bitte wieder mit!«

Von dem Punkt an war die Illusion eines auch nur ansatzweise normalen Lebens wie weggeblasen. Ich war von 69 auf 52 Kilo abgemagert, und dennoch: Der Mensch ist, wenn es um sein Leben geht, zu allem fähig. Denn die einzige Alternative ist der Tod. Diese Kraft muss ein Schwerkranker für sich entdecken.

Mit der fünften Chemo kam die nächste extreme Krise. Ich bekam durch einen Dosierungsfehler zu viel Zellgift, nämlich die Menge

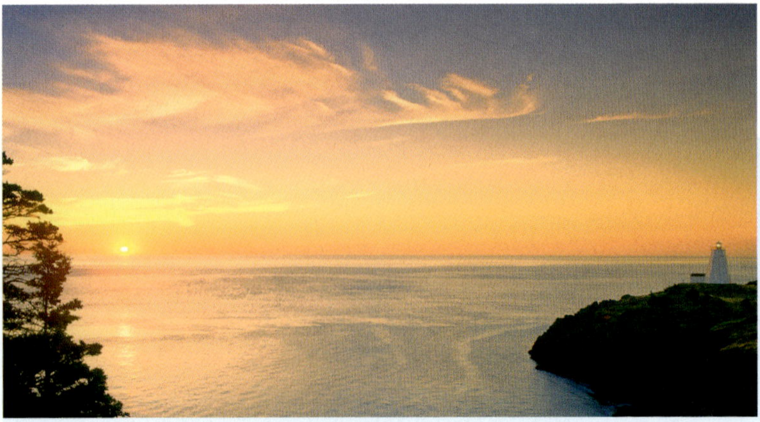

für einen 69-Kilo-Mann. Ich wog aber nun 17 Kilogramm weniger. Meine Schleimhäute gingen daraufhin komplett kaputt, Magen, Darm – alles. Ich musste also künstlich ernährt werden. Das sind irrsinnige Schmerzen, das ist der Vorhof zur Hölle. Ich wollte Morphium. Man gab es mir nicht.

? *Wann ging es dann endlich bergauf?*

! Mit der achten Chemo war klar: Die Lymphome sind weg. Komplett, total. Dann kamen 17 Bestrahlungen mit Höchstdosis, und ich habe die Rückverlegung des Darms erzwungen. Sehr früh, ich wollte das einfach nicht mehr. Mit dieser OP bekam ich dann eine Lungenentzündung. Am Tag der OP hatten mir noch Franz Beckenbauer und meine Golffreunde aus Bad Griesbach geschrieben, ich sollte ganz schnell dorthin zur Reha kommen. Und das wollte ich unbedingt. Überhaupt war Golf eine ganz starke Motivation durchzuhalten. Meine Kölner Golfer hatten mir im Frühjahr ein Foto vom Golfplatz geschickt, von Krokussen und anderen traumhaften Frühlingsblumen, und sie hatten dazu geschrieben: »Du bist ein Kämpfer. Du spielst wieder hier.«

Na gut. Nach der letzten Lungenentzündung habe ich mir gesagt:

»Du hast mehr Schwein als Verstand gehabt, Michael. Jetzt wirst du arbeiten.« Und ich habe mich in der Reha, in Bad Griesbach also, irre gequält. Mein Physiotherapeut beschimpfte mich immer, ich solle aufhören, den Tarzan zu geben. Aber ich hatte der Krankenversicherung gesagt: Ich will so schnell wie möglich wieder gesund geschrieben werden. Und am 1. November 2000 wurde ich gesund geschrieben. Ein knappes Jahr nach der ersten Diagnose. 14 Tage später habe ich beim Golfturnier Vila Vita in Portugal den zweiten Platz belegt. Wie im Jahr zuvor.

? *Was hat sich in deinem Leben geändert?*

! Ich weiß einen Sonnenaufgang viel mehr zu lieben, Farben, Blumen, Gerüche. Ich bin dankbar all den Tagen gegenüber geworden, an denen ich schmerzfrei aufwachen darf. Was nicht heißt, dass ich keine Folgeschäden zu kurieren hätte. Das Cortison hat meine linke Hüfte kaputtgemacht. Jetzt habe ich eine neue. Die rechte ist auch schon gefährdet. Doch was soll's. Ich hatte vor der Krankheit ein Golf-Handicap von 6. Jetzt liegt es bei 4,7.

? *Hast du diese unglaublich harte Zeit mittlerweile verarbeiten können?*

! Ich habe mir den Wahnsinn dieses Jahres von der Seele geschrieben. »Ein Jahr Hölle« heißt das Buch – es hat sich sehr gut verkauft. Und ich habe den erlebten Schmerz in gewissem Sinne in eine Mission verwandelt. Ich engagiere mich sehr stark als Schirmherr für die Deutsche Kinderkrebshilfe, fahre selbst Hilfslieferungen zu leukämiekranken Kindern nach Sankt Petersburg. Und ich lebe in einer befreienden Gewissheit. Denn ich habe das große Glück, den Menschen in meinem Leben getroffen zu haben, der mich so liebt, wie ich bin. Und das ist meine Frau.

Lachen ist die beste Medizin

Lachen ist gesund – darüber sind sich die Menschen in allen Kulturkreisen der Welt seit Jahrhunderten einig. Doch heute können Studien diese Weisheit auch bestätigen. Lachen macht uns nicht nur sympathisch, sondern aktiviert zudem unser Immunsystem, setzt Glückshormone frei, regt den Kreislauf an, wirkt schmerzlindernd und baut Stress ab. Mindestens 15 Minuten sollten wir täglich befreit lachen. Doch uns ist – im Gegensatz zu den Kindern, die rund 400mal am Tag lachen – das Lachen längst vergangen. Dagegen bringt es die ernsthafte Generation im Schnitt auf gerade mal 20 Lacher pro Tag. Das erste Lächeln schleicht sich bei Neugeborenen etwa ab der sechsten Woche auf die Lippen. Dieses erste Lächeln stärkt die Mutter-Kind-Beziehung und ist evolutionär von größter Bedeutung. Denn seit unserer Vorzeit ist es für das Überleben des Kindes wichtig, die Mutter emotional an sich zu binden und den Vater zu beschwichtigen – »Sieh her, ich bin keine Konkurrenz.«

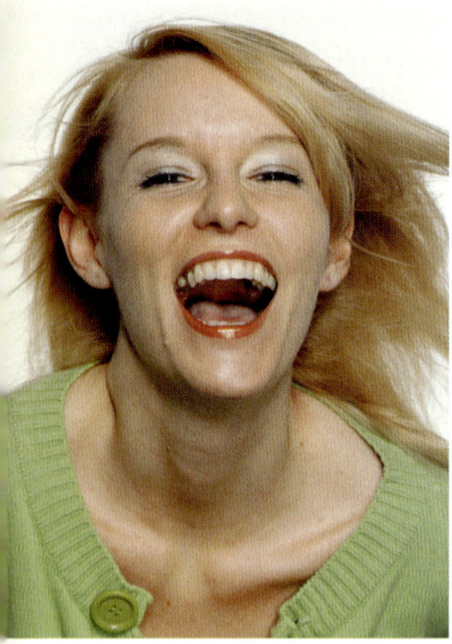

Training für das Immunsystem: Lachen stärkt die Abwehrkraft.

Mit etwa vier Monaten erschallt das erste herzhafte Gluckslachen des Kindes. Für einige Indianerstämme Amerikas, wie den Hopi, den Apachen und den Azteken, wird das Kind erst durch dieses Lachen zum Individuum und erhält erst jetzt seinen Namen. Kinder lachen bei jeder Gelegenheit, doch irgendwo auf der Entwicklung zum Erwachsensein geht ihnen diese unbeschwerte Fähigkeit verloren. Aber auch insgesamt werden

»Lachen ist wie Aspirin, es wirkt nur doppelt so schnell.«

Dieser Ausspruch des großen, amerikanischen Komikers Groucho Marx bringt präzise das auf den Punkt, was Wissenschaftler jetzt auch belegen können. Lachtherapien werden bereits erfolgreich bei Schmerzpatienten angewendet. Neuroimmunologen der renommierten Loma-Linda-Universität in Kalifornien konnten im Versuch nachweisen, dass heiteres Lachen nachhaltig die Produktion von natürlichen Killerzellen sowie Immunglobulinen anregt.

Lachen stimuliert die Ausschüttung von Neurotransmittern, die die Produktion der Glückshormone (Endorphine) anregen. Sie wirken stimmungsaufhellend, euphorisierend und schmerzstillend. Die Endorphine Noradrenalin, Serotonin und Dopamin wecken die Kreativität und Unternehmenslust. Ganz ohne Nebenwirkung versetzt Lachen in einen Glücksrausch.

Fröhliche Menschen leben im Schnitt fünf Jahre länger als ihre humorlosen Mitmenschen. Allein die Ankurbelung der Atmung stimuliert die gesamten Stoffwechselvorgänge des Körpers. Stickstoffmonoxid wird freigesetzt und weitet die Gefäße. Der Gasaustausch der Lunge wird um ein Vielfaches gesteigert. Unser Kreislauf kommt so richtig in Schwung, und auch das Herz lacht. Denn kräftiges Lachen ist ein effektives Herz-Kreislauf-Training. Durch die Stimulation wird der Herzmuskel gekräftigt.

Selbst die Darmperistaltik kann sich der ansteckenden Heiterkeit nicht entziehen und wird angeregt. Verkrampfungen des Magen-Darm-Traktes lösen sich, und die Produktion der Verdauungssäfte steigt.

Wissenschaftlich belegt ist die positive Auswirkung auf das Immunsystem. Die Zahl der natürlichen Killerzellen und der Antikörper im Blut nimmt messbar zu. Stresshormone werden effektiver abgebaut. Zudem schaltet während des Lachens das Gehirn kurzfristig ab, und wir hören auf, bewusst zu denken. Eine Minute herzhaftes Lachen wirkt daher genauso entspannend wie etwa 45 Minuten Entspannungstraining.

die Menschen immer ernster. Noch vor 40 Jahren haben wir Deutsche rund dreimal so viel gelacht. Wir haben das Lachen verlernt. Dies beschert einem völlig neuen Wirtschaftszweig einen Boom. In ganz Deutschland wachsen plötzlich Lachschulen aus dem Boden der Ernsthaftigkeit. Nicht umsonst sind die Comedy-Sendungen im Fernsehen momentan die absoluten Quotenrenner. Und nicht ohne Grund lieben Menschen auf der ganzen Welt die heiteren Komödien.

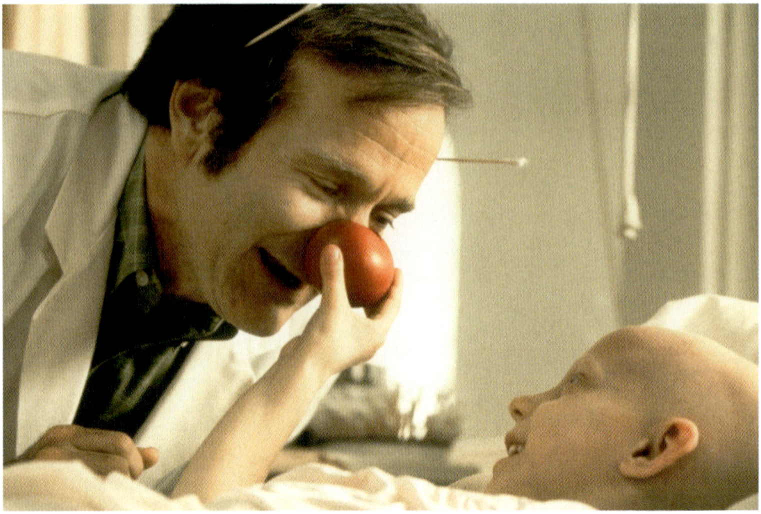

Heilkunst: Mit diesem »Arzt« hält man es sogar im Krankenhaus aus.

Eine kleine Geschichte des Lachens

Man nimmt an, dass die Höhlenmenschen viel zu lachen hatten. Beobachtungen von noch heute isoliert lebenden Naturvölkern bekräftigen die Vorstellung des fröhlichen Urzeitmenschen. Gefahren, Kriege, Naturkräfte und Dämonen bedrohten ihr Leben ununterbrochen, doch in den friedlichen Zeiten wurde wohl viel gelacht. In der Spätantike und im Mittelalter wurde dagegen das Lachen als kreatürlich und obszön verpönt. Frauen des Rokoko verbargen ihr Lächeln hinter einem Fächer oder hinter vorgehaltener Hand, um nicht den Mund obszön zu verziehen. Und auch heute noch empfinden wir lautes Lachen in der Öffentlichkeit als peinlich und unpassend. Immerhin, Lachen kann man wieder lernen. Entweder in Lachschulen, Lachseminaren oder einem Kurs im Lach-Yoga. Denn die Fähigkeit zum Lachen steckt in uns und ist meistens nur durch Erziehung gehemmt. Humorvolle Leute sind beliebt, sympathisch und kontaktfreudig. Die Mönche einiger japanischer Klöster beginnen den Tag, indem sie sich vor einen Spiegel setzen und ihre Seele mit einem kräftigen Lachen reinigen. Dieser positiven Morgenbegrüßung sollten wir uns anschließen. Lachen schüttet Endorphine aus und lässt uns den Tag positiv beginnen. Das Glückshormon macht uns unternehmungslustiger, kreativer und ausgeglichener. Denn beim Lachen betreibt unser Körper Hochleistungssport. Vom Gesicht bis in den Bauch werden über 80 Muskeln angespannt, die Atemfrequenz nimmt zu und versetzt die Stimmbänder dabei in Schwingungen. Beim Lachen wird der Atem mit einer Geschwindigkeit von etwa 100 Stundenkilometern ausgestoßen, das entspricht einer Windböe der Stärke 10.

Rote Nasen und Kinderlachen

Humor kann einen langwierigen Krankenhausaufenthalt versüßen und den Genesungsprozess beschleunigen. In den USA sind schon lange Clown-Doktoren und Klinikclowns im Einsatz. Erfunden hat sie der amerikanische Arzt Patch Adams. Nach seinem Vorbild entstehen nun auch in Deutschland vermehrt Zentren für Humor im Klinikalltag wie etwa der Verein »ROTE NASEN Clowndoctors«, bekannt durch den »Red Nose Day«, oder die Dresdener »Mediclowns«, um nur einige zu nennen. Statt mit Spritzen, Pillen und Skalpell arbeiten sie mit Seifenblasen und Luftballons. Es sind meist freischaffende Künstler, Pantomimen oder Schauspieler, die sich nach einer mehrmonatigen Schulung mit viel Humor und Einfühlungsvermögen auf den Weg zu ihren vor allem kleinen Patienten machen.
Denn gerade für Kinder ist ein Klinikaufenthalt besonders belastend. Das faszinierende Leben Patch Adams wurde mit Robin Williams in der Titelrolle 1998 erfolgreich verfilmt (siehe Abbildung Seite 118). Die positiven Auswirkungen des Lachens sind wissenschaftlich belegt. Lachen ist eine kostenlose Medizin ohne Nebenwirkungen, die uns jederzeit zur Verfügung steht und Leib und Seele heilen kann.

Fremdorganismen – die Feinde der Abwehr

Wussten Sie, dass ungefähr 100 Billionen gutartige Bakterien unseren Körper symbiotisch bewohnen? Gemeinsam mit unserer Abwehr bilden sie einen wirksamen Schutz vor Krankheitserregern. Bauen Sie sich ein starkes Schutzschild auf, indem Sie Ihre Gegner kennen lernen und Ihre Selbstheilungskräfte aktivieren. Versuchen Sie, Infektionen zu vermeiden und verdeckte Viruserkrankungen aufzuspüren.

»Alles, was wir in diesem Universum mit unseren Sinnen wahrnehmen – alle Dinge, leblos oder lebend – ist Ausdruck von organisierender Kraft und von Wissen. Das gilt besonders auch für unseren Körper, wir sehen dieselbe unendliche Intelligenz am Werke.«

Deepak Chopra

Mikroorganismen – die natürlichen Mitbewohner

Stellen Sie sich vor, Sie sind im Park und atmen die frische Luft um sich herum ein. Die Kinder sammeln Kastanien vom Boden und wischen die Erde mit ihren Händen ab. Eine ruhige, idyllische Szene. Wenn wir jedoch die Möglichkeit hätten, all die Mikroorganismen zu sehen, die uns umgeben, würden wir erkennen, dass wir uns ständig in einem Meer von Kleinstlebewesen bewegen. In der Luft, im Boden, im Wasser und auch in unserem Körper leben unzählige Mikroorganismen. Und doch täuscht das idyllische Bild nicht. Obwohl wir ununterbrochen Bakterien einatmen, verschlucken oder essen, dringen diese nur selten in unsere Körperzellen ein, um sich dort zu vermehren und uns Schaden zuzufügen. Nur relativ wenige Mikroorganismen sind in der Lage, ernst zu nehmende Krankheiten hervorzurufen. Die meisten auf der Haut, im Darm, im Genitalbereich und in den Atemwegen lebenden Organismen sind sogar eine wichtige Schutztruppe für unseren Körper.

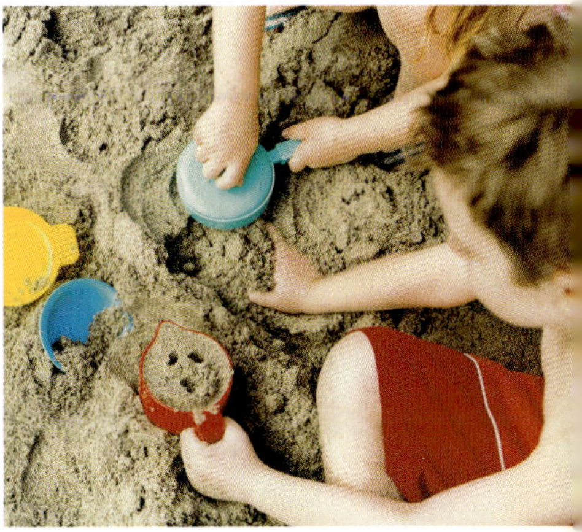

Ein gutes Immuntraining für Kinder – Spielen im Sand.

»Gute Bakterien« – harmlose Untermieter

Ein gesunder Mensch lebt in Harmonie mit den ihn besiedelnden Bakterien. Unser Körper ist von Billionen harmloser, »guter« Bakterien bevölkert. Diese bilden die so genannte natürliche Mikroflora und leben symbiotisch mit uns, d. h. beide Partner profitieren voneinander. Normalerweise schützt diese natürliche Besiedlung den Wirt vor feindlichen Angriffen. Ein intaktes Immunsystem sorgt für das ausgewogene Verhältnis zwischen unserem Organismus und der Anzahl dieser Bakterien. Gerät dieses sensible Gleichgewicht jedoch aus dem Lot, bricht die Symbiose zusammen. Ein geschwächtes Immunsystem kann dann nicht mehr verhindern, dass sich die ehemals harmlosen Bakterien ungebremst vermehren, ausbreiten und sogar gefährlich werden. Auch Antibiotika können dieses Gleichgewicht schädigen. Verschiedene Funktionen, wie etwa die Nahrungsverarbeitung des Darms oder die Schutzschicht der Atemwege, sind dann massiv gestört. Andere Krankheitserreger dringen leichter in den Körper ein, vermehren sich unkontrolliert und verursachen Infektionskrankheiten. Was passieren kann, wenn die intakte Immunabwehr zusammenbricht, schildert eindrücklich der Bericht des beliebten Eiskunstläufers Hans-Jürgen Bäumler.

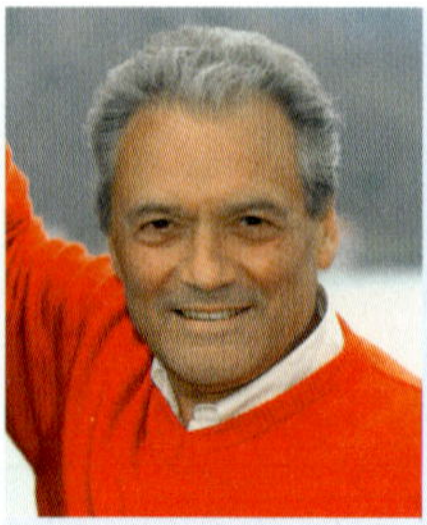

»In meiner Jugend ist viel versaut worden.«

Hans-Jürgen Bäumler war der männliche Part von Deutschlands erfolgreichstem Eislaufpaar. Mit Marika Kilius wurde er zweimal Weltmeister, sechsmal Europameister und startete mit »Holiday on Ice« eine zwanzigjährige zweite Karriere. Im Januar 2005 wurde bei ihm ein schwerer Herzklappenfehler festgestellt und einige Wochen später erfolgreich eine neue Herzklappe eingesetzt. »Ich war doch vorher nie krank!«, wurde er in der Presse zitiert. Doch das stimmt nicht. Seine Eislaufkarriere war auch eine Karriere der ignorierten Infekte. Bäumler kann wohl von Glück sagen, dass diese ihm das Herz nicht schon viel früher stillgelegt hatten.

Nina Ruge: *Welche tiefere Ursache hatte es Ihrer Vermutung nach, dass Ihre Herzklappe in den Bummelstreik trat?*
Hans-Jürgen Bäumler: Letztlich meine überehrgeizige »Eislaufmutter«. Wohlgemerkt, ich blicke nicht im Zorn zurück. Lediglich mit der Nüchternheit der Erkenntnis. Meine Mutter war geschieden, ich Einzelkind. Ich sollte etwas verwirklichen, das sie selbst nicht leben konnte – ohne Rücksicht auf Verluste: Ruhm, Weltruhm, Geld und Ansehen. Du kannst froh sein, Mutter, dass das hingehauen hat mit dem, was du mit mir gemacht hast. Ich wurde ein Fachidiot, hatte außer Eislaufen nichts gelernt. Das mit dem Ruhm kam sehr früh, die Deutschen konnten jubeln: »Wir sind wieder wer!«, als Marika Kilius und ich zum ersten Mal Europameister wurden. Da war ich 16! Das mit dem Geld kam erst viel später, erst mit »Holiday on Ice«.

Aber zurück zur Ursache meines Herzklappenproblems – zur vermutlichen Ursache: Als ich anfing, auf Hochleistung zu trainieren – 1956, das war ja Nachkriegszeit! – war Eiskunstlauf Amateursport. Wir haben da elementare Pionierarbeit geleistet.
Sie müssen sich vorstellen – ich habe ja nichts anderes gemacht als zur Schule zu gehen in Garmisch – und zu trainieren! Vor allem nachts waren wir auf dem Eis, bei Temperaturen bis unter minus zwanzig Grad. Ärztliche Betreuung gab es keine, es galt ja gewissermaßen als unsportlich, sich der Unterstützung eines Arztes zu bedienen. Nein, Schwächephasen, Infekte und Krankheiten wurden gnadenlos ignoriert. Das war ein irrer Leistungsdruck für mich. Ich ging ständig weit über meine Leistungsgrenzen als Jugendlicher hinaus. Heute denke ich, dass es geradezu Steinzeitverhältnisse gewesen sind, wenn ich die moderne medizinische Betreuung von Spitzensportlern sehe. Marika war ja, als wir mit dem Paarlauf begannen, bereits fertig ausgebildete Paarläuferin. Ich war mit meinen 14 Jahren Einzelläufer und schmächtig. Mein Rücken war für Paarlauf weder trainiert noch gebaut. Marika hochzustemmen, mit ihren 58 Kilogramm, und das mit einem Arm – das habe ich dann nur aus dem Rücken, mit schrecklichem Hohlkreuz hingekriegt. Eine Fünf-Minuten-Kür brachte mich jedes Mal absolut an meine Grenzen, mir war am nächsten Tag speiübel, und ich musste auch noch in die Schule – natürlich nicht ohne vorher von fünf bis sieben Uhr trainiert zu haben. Unsere Karriere entwickelte sich so gigantisch schnell, dass ich gar keine Zeit hatte, mich körperlich anzupassen. Wenn ich überhaupt keine Luft mehr bekam, hieß es nur: »Stell dich nicht so an!«
Zu der verrückten körperlichen Überforderung kamen noch die Infektionen dazu. Offiziell war ich nie krank gewesen. Wenn ich

mit 39 Grad Fieber zum Training erschien, hieß es nur lapidar: »Da brauchst du dich ja nicht warmzulaufen.« Wir haben immer draußen trainiert – das war für die Bronchien natürlich ein Horror. Ich habe damals einen gesundheitlichen Raubbau betrieben, für den ich jetzt einen hohen Preis bezahlt habe. Wie viele Mandelentzündungen ich hatte, das konnte ich überhaupt nicht mehr zählen. Da wurde der Eiter dann eben regelmäßig abgesaugt, mit einer Saugglocke und dazugehörigem Brechreiz, zweimal pro Woche. Erst 1960 wurden mir die Mandeln herausgenommen. Danach bekam ich schlagartig einen Konditionsschub, es ging mir um Dimensionen besser. Jedenfalls kann ich davon ausgehen, dass diese Schindluderei offenbar Folgeschäden am Herzen bewirkt hat.

? *Wie haben sich die Folgen dieser ›Schindluderei‹ offenbart?*

! Ich lebe ja jetzt in Südfrankreich, und vor jeder großen Tournee lasse ich dort bei meinem Hausarzt einen Check-up machen. Am Tag, bevor meine Tournee begann, hatte ich noch im Garten Holz gehackt, ich fühlte mich blendend. Doch dieses Mal war mein Arzt mit mir nicht zufrieden. »Jürgen, du musst zum Kardiologen«, meinte er. »Dein Herz produziert so einen schleifenden Ton. Das klingt überhaupt nicht gut.« Der Münchner Kardiologe bestätigte dann die Befürchtung: Die Herzklappe öffnete sich nur noch zu 40 Prozent. Ich hätte jeden Augenblick tot umfallen können.

Die 25-tägige Tournee habe ich dann noch absolviert, aber ich kann Ihnen versichern, das war schon ein komisches Gefühl.

Die Operation im Deutschen Herzzentrum München ging überraschend schnell – und auch erfreulich glatt über die Bühne. Das lag natürlich auch an der neuartigen minimalinvasiven Operationsmethode. Da wird nicht mehr der gesamte Brustkorb geöffnet. Nach

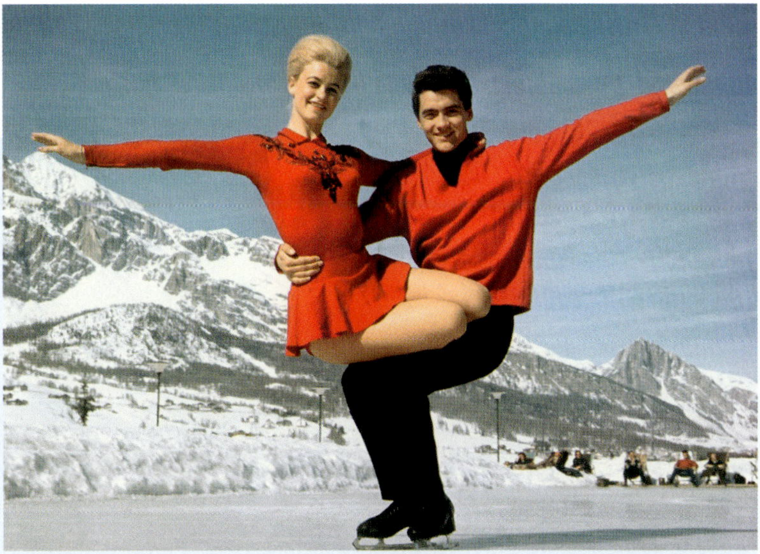

Marika Kilius und Hans-Jürgen Bäumler – das Traumpaar auf dem Eis.

fünf Tagen kam ich schon in die Reha, mit einer neuen Herzklappe aus Rinderherzgewebe. Der Kommentar von Prof. Dr. Rüdiger Lange war ernüchternd: »In Ihrer Jugend ist viel versaut worden.« Wenn gerade im Rachenraum ständig Entzündungen auftreten, ist das Risiko hoch, dass die Herzklappe beeinträchtigt wird.
Sie müssen sich vorstellen, ich habe damals Blut und Eiter in größeren Portionen auch einfach runtergeschluckt! Bei Pirouetten passierte das besonders häufig, dass wir uns unfreiwillig Ohrfeigen verpassten, und dann schluckte ich halt, was da so »losgeschlagen« worden war.

? *Aus diesen tief prägenden Erfahrungen heraus – welche Ratschläge geben Sie Amateursportlern?*

! Mein Gott, was ich da täglich für einen Blödsinn sehe. Allein die Jogger hier überall in Südfrankreich: Die meisten laufen falsch,

mit falschem Ehrgeiz, falscher Technik, falschen Schuhen. Ich meine, Amateursportler sollten doch dafür sorgen, dass sie etwas für ihre Gesundheit tun und nicht fürs Ego. Zunächst sollte jeder seine Leistungsgrenzen kennen. Die kann man einfach beim Arzt testen lassen. Ich mache das heute so: Dreimal pro Woche aufs Fahrrad und mich nie über 120 Pulsfrequenz belasten.
Bei den Meisterschaften musste ich Sprinter sein – heute kann ich mir Langzeittraining leisten. Ich konnte mir keine Pausen gönnen. Amateure sollten das! Jeder sollte herausfinden, welche Belastung für ihn ideal ist. Jeder Körper ist anders.
Ich kann für mich nur sagen: Nie wieder Zwang zur Leistung! Vor Jahren konsultierte mich einmal eine sehr reiche Frau, die unbedingt wollte, dass ihre Tochter Eiskunstläuferin wird. »Dann beachten Sie bitte Folgendes«, habe ich ihr klar gemacht, »Sie dürfen nie zu Ihrer Tochter ins Stadion, der Wille Ihrer Tochter muss gebrochen werden, und Geld verdient nur der, der ganz vorn ist. Da muss man erst mal hinkommen. Das ist eine kleine Hölle, ein mehr als steiniger Weg, der zu 90 Prozent ins Nichts führt.« Sie hat von den Plänen für ihre Tochter Abstand genommen.

? *Haben Sie nach der Operation Ihren Lebensstil, Ihre Ernährung verändert?*
! Kaum. Ich habe schon immer auf meine Ernährung geachtet. Es muss nicht unbedingt wenig sein, aber gut. Mit einem Gericht können Sie mich allerdings sofort in die Flucht schlagen: geschnittene Banane, Traubenzucker, Orangen und Ovomaltine. Ich habe von meiner Mutter jahrelang nichts anderes bekommen. Wer es wagen sollte, mir heute so etwas zu kredenzen, fliegt garantiert in hohem Bogen raus!

Infektionen – die unsichtbare Gefahr

Viren sind zigtausendmal kleiner als menschliche Zellen. Fürs Auge unsichtbar, lassen sie sich nur im Elektronenmikroskop nachweisen. Doch in seiner Krankheit auslösenden Wirkung ist der Winzling ein Riese. Von Viren hervorgerufene Seuchen haben mehr Menschenleben gekostet als sämtliche Kriege zusammen. Nach wie vor sind Viren und Bakterien für die meisten Krankheiten und Todesfälle rund um den Globus verantwortlich.

Dank der Entdeckung und dem Einsatz von Impfstoffen, Antibiotika und Virustatika hat sich die Situation für den Menschen erheblich verbessert. Doch nach wie vor gilt, »Vorbeugen ist besser als heilen«, zumal sich einige Viruserkrankungen immer noch nicht heilen lassen. Unter einer Infektion versteht man das Eindringen von Krankheitserregern in den Körper sowie die Vermehrung der Erreger und die eintretende Erkrankung. Am häufigsten sind die durch Viren und Bakterien hervorgerufenen Erkrankungen, aber auch Pilzinfektionen sowie Infektionen durch Protozoen (Einzeller) oder Würmer können auftreten. Zudem hat man Prionen als Erreger entdeckt, die die neue Creutzfeldt-Jakob-Variante BSE auslösen können. Kleine Parasiten wie Flöhe und Zecken sowie Stechinsekten bringen den in ihrem Speichel lebenden Erreger durch Bisse und Stiche un-

Erste Anzeichen für eine beginnende grippale Infektion sind:

- Allgemeines Schwächegefühl, Abgeschlagenheit
- Erhöhtes Schlafbedürfnis
- Kalte Füße, Frieren und Frösteln
- Appetitlosigkeit
- Blässe
- Muskel- und Nackenschmerzen
- Schmerzen, Dröhnen und ein »Wattegefühl« im Kopf
- Halskratzen
- Anschwellen der Halslymphknoten
- Kurzzeitige Glieder- und Zahnschmerzen
- Aphtenbildung in der Mundschleimhaut

ter die schützende Haut. Unser Körper ist also fortwährend Angriffen durch die verschiedensten Krankheitskeime ausgesetzt. Haut und Schleimhäute fangen die meisten Erreger ab, bevor sie in unseren Organismus eindringen können. Unser Mund, die Nase und die gesamten Atemwege, der Magen-Darm-Trakt sowie der Genitalbereich sind mit schützenden Schleimhäuten ausgekleidet. Tränenflüssigkeit, Speichel und Schweiß fangen bereits die meisten Keime ab und lösen sie vor Ort auf. Sobald jedoch Fremdorganismen in unseren Organismus eingedrungen sind, beginnt der Kampf ums Überleben – für den Fremdorganismus und für uns.

Fieber – das Feuerschwert der Abwehr

Meist bekommen wir von den unzähligen Schlachten unseres Immunsystems überhaupt nichts mit. Bei einem massiven Angriff spüren wir jedoch schnell die ersten Symptome dieses Konflikts. Am Anfang einer Erkältung reagiert unser Körper mit typischen Warnsignalen.
Diese ersten Krankheitssymptome kündigen eine beginnende Erkältung an. Wenn wir diese Symptome rechtzeitig erkennen und dem Bedürfnis des Körpers nach Ruhe hier schon nachgeben und unserem Immunsystem einen »Stimulationskick« geben, können leichte Erkrankungen noch im Anfangsstadium gebremst werden. So sind kalte Füße beispielsweise ein deutliches Warnsignal. Genau jetzt müssen wir unser Immunsystem mobilisieren, damit die Erkrankung gar nicht erst ausbrechen kann. Gönnen Sie sich genug Ruhe- und Schlafphasen, trinken Sie viel Tee mit Honig und Vitamin-C-haltigen Orangen- und Zitronensaft, nehmen Sie Zink und vielleicht eine pflanzliche Immunstimulanz ein, zum Beispiel Umckaloabo oder Echinacin. Wenn wir uns in dieser Anfangszeit nicht schonen, ist unser Immunsystem nicht in der Lage, sich voll auf seine Aufgaben

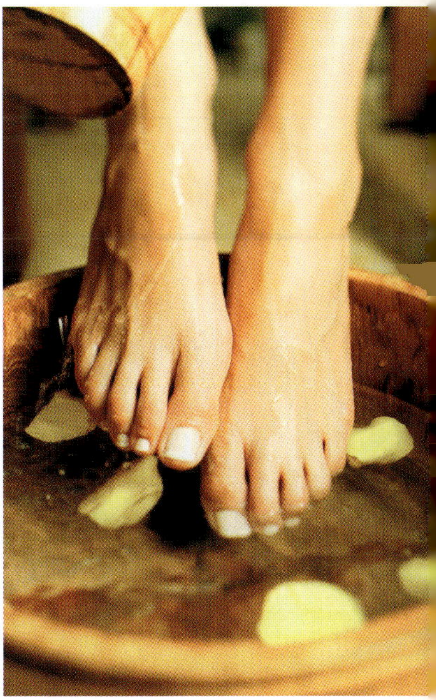

Bei beginnender Erkältung kann ein warmes Fußbad Wunder bewirken.

zu konzentrieren. Haben die Erreger die erste Hürde im Körper jedoch erst einmal genommen, nimmt ihre Anzahl explosionsartig zu. Jetzt bemerken wir schmerzvoll, was für ein Kampf in unseren Zellen tobt: Fieber, Müdigkeit, Schnupfen, Glieder- und Kopfschmerzen sind die Symptome der im Körperinneren stattfindenden Schlacht. Die Betriebstemperatur des Körpers steigt. Das Blut wird von der Oberfläche ins Körperinnere transportiert. Die schlechte Durchblutung hat kalte Füße und Hände zur Folge. Um noch mehr Hitze zu erzeugen, zittern unsere Muskeln, Schüttelfrost überzieht unseren Körper. Jetzt hilft oft ein Fußbad wunderbar. Erst wenn die maximale, die ideale Körpertemperatur erreicht ist, baut der Körper einen Teil der Hitze durch Schwitzen wieder ab.

Das Fieber hilft in doppelter Hinsicht: Zum einen laufen unsere Immun- und Stoffwechselvorgänge schneller ab, und zum anderen vertragen die meisten Eindringlinge die höhere Temperatur schlecht. Mit steigender Temperatur steigt aber auch der Sauerstoffbedarf des Körpers, wir atmen schneller. Gut gelüftete Krankenzimmer sind daher immens wichtig.

Meist hat das Immunsystem innerhalb von drei bis fünf Tagen eine normale Infektion im Griff. Fieber senkende Mittel sollte man jedoch nur dann verwenden, wenn die Temperatur den Kreislauf zu sehr schwächt sowie bei Kindern, die zu Fieberkrämpfen neigen. Oft reichen kalte Wadenwickel aus. Im Zweifelsfall – und wenn sich die Symptome verschlimmern, geht es natürlich umgehend zum Arzt.

Was sind Viren?

Das Virus ist kein selbstständiges Lebewesen, sondern es ist Genmaterial, welches in einer Eiweißhülle verpackt ist und zu seiner Vermehrung die Zellen eines anderen Organismus – eines Wirtes – braucht. (Es ist »sächlich« und wird deswegen auch als »das« Virus bezeichnet): Im Wirt vermehrt es sich und zerstört dabei die Wirtszellen und damit die Organe des Wirtes (denken Sie an das Loch in Ihrer Lippe bei Lippenherpes).

Die Übertragung der Viren geschieht von Wirt zu Wirt über Tröpfcheninfektion, Blutkontakt oder über andere Körpersubstanzen. Sie verbreiten sich durch die zunehmende globale Reisetätigkeit auch von Land zu Land und von Kontinent zu Kontinent.

Eines steht fest: Diese kleinste Form von DNA-Struktur ist ein mächtiger Feind. Das Aids-Virus droht in Afrika ganze Landstriche zu entvölkern. Eine Virusinfektion wie etwa die Spanische Grippe von 1918 hat in kürzester Zeit ca. 50 Millionen Menschenleben gefordert. Nach neuesten Forschungsergebnissen handelte es sich damals um ein reines Vogelvirus, das die Tier-Mensch-Schranke übersprungen und sich an den Menschen angepasst hatte. Experten rechnen mit der nächsten Pandemie in den kommenden Jahren und beobachten das neue Vogelvirus H5N1 aus Asien daher mit größter Sorge. Der wissenschaftliche Druck ist enorm – Forscher arbeiten mit Hochdruck an einem neuen Impfstoff.

Neu entwickelte Antivirenmittel versuchen in den Vermehrungsmechanismus der Viren einzugreifen. So genannte Neuraminidase-Hemmer wie Tamiflu® und Relenza® blockieren ein Enzym (Neuraminidase), das für die Ausbreitung der Viren notwendig ist (siehe Abbildung). Ob sie auch bei Vogelgrippe-Viren wirksam sind, ist nicht sicher geklärt. Zu schnell können Viren ihre Genstruktur wechseln und gegen Impfungen und Medikamente unempfindlich (resistent) werden. Das macht sie so heimtückisch und gefährlich.

Viren – hartnäckiger als die Schwiegermutter

Manche Viren nisten sich aber unbemerkt in unserem Körper ein und machen uns jahrelang Beschwerden. Das Pfeiffersche Drüsenfieber zum Beispiel belastet unser Immunsystem nachhaltig (siehe Olaf

Folgende Viren und die Krankheiten, die durch sie ausgelöst werden können, sind für uns wichtig:

- Epstein-Barr-Virus (Pfeiffersches Drüsenfieber)
- Coxsackie-Viren (Sommergrippe, Magen-Darm-Grippe)
- Herpes-Viren (Herpesbläschen, Gürtelrose)
- Cytomegalie-Virus (Lungenentzündung)
- Hepatitis-Viren (Leberentzündung, Gelbsucht)
- HIV (Aids)
- Masern-Virus (Maserninfekt mit Komplikationen)
- Influenza-Viren (»echte« Grippe)
- Parainfluenza-Viren (Atemwegserkrankungen, Krupp-Husten)
- Poliomyelitis-Viren (Kinderlähmung)
- Pocken-Viren (Hautpocken)
- Humanes Papilloma-Virus-HPV (Warzen, Feigwarzen, Auslöser für Genitalkrebs)

Aufbau des Influenza-Virus

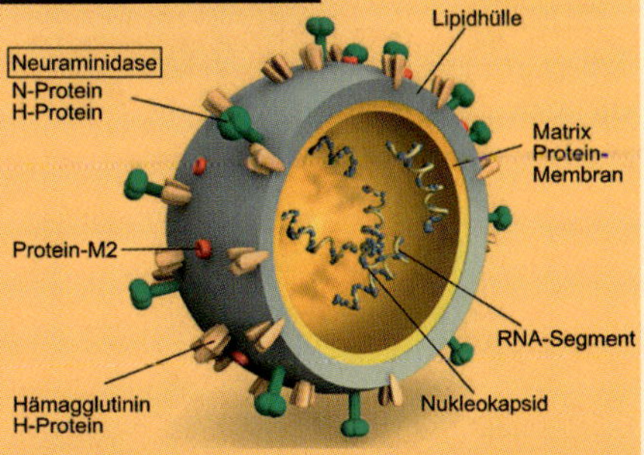

Bodden, Seite 32). Erschöpfungszustände, die nach dieser Krankheit auftreten, können auch noch nach Jahren die Leistungsfähigkeit stark beeinträchtigen. Das chronische Erschöpfungssyndrom scheint mit dem Epstein-Barr-Virus zusammenzuhängen.
Man kann zur genauen Abklärung einer Infektion sein Blut untersuchen lassen.
Folgen Sie uns jetzt in den Mikrokosmos unserer Feinde:

Unser Kampf gegen den Mikrofeind

Die Hülle des Virus hat eine entscheidende Schwäche: Sie kann leicht austrocknen oder chemisch durch Seifen oder Magensäure angegriffen werden. Sie lässt sich mit Desinfektionsmitteln leicht zerstören. Umhüllte Viren werden meist durch kleine Tröpfchen im Speichel übertragen und infizieren dann über das Einatmen den

Atemtrakt des nächsten Wirtes. Die meisten Kinderkrankheiten, wie Mumps, Röteln, Windpocken, werden von den Viren auf diesem Weg verbreitet und sind sehr ansteckend. Nur ein Bruchteil der ansteckenden Viruskrankheiten wird durch direkten Blutkontakt oder den Austausch von Körperflüssigkeiten übertragen. Hüllenlose Viren können dagegen sehr umweltstabil sein und sowohl Austrocknung als auch Desinfektionsmittel überstehen. Händewaschen oder Putzen können den Erreger dann nicht abtöten, sie bewirken nur eine Reduzierung der Virusanzahl durch mechanisches Fortspülen. Demzufolge lassen sich Ansteckungen mit hüllenlosen Viren innerhalb eines Haushalts oder Kindergartens kaum vermeiden. Diesen Übertragungsweg bezeichnet man als Schmierinfektion. Die hüllenlosen Viren lösen meist Magen-Darm-Infektionen aus.

Die erste bekannte Anwendung des Wissens über Viren findet sich bereits 1000 Jahre v. Chr. in Asien. Dort wurde der abgeheilte Schorf von Pockenkranken nach überstandener Krankheit zu Staub gemahlen und inhaliert, um sich vor Pocken zu schützen. Im Jahre 1796 benutzte Edward Jenner erstmals ein ähnliches Verfahren, um den achtjährigen James gegen Pocken zu impfen, nachdem er festgestellt hatte, dass Melkerinnen, die die beim Menschen leichtere Form der Kuhpocken durchgemacht hatten, gegen einen erneuten Pockenbefall geschützt waren. Menschen, die einmal eine Infektion überstanden haben, erwerben meist speziell gegen diese Infektion Immunität. Das bedeutet, dass sie ab dann gegen diese Krankheit, zum Beispiel Masern oder Windpocken, geschützt sind. Diese Anpassungsfähigkeit des Immunsystems macht man sich bei Schutzimpfungen zunutze. Impfen ist daher unsere stärkste Waffe im Kampf gegen Viruserkrankungen. Folgende Impfungen werden für Kinder empfohlen: Diphtherie, Tetanus, Keuchhusten, Kinderlähmung (Polio), Masern, Mumps, Röteln und Tuberkulose. Später sollten Impfungen gegen Hepatitis A und B sowie gegen Zeckenmeningitis (FSME) hinzukommen.

Bakterien – Freund und Feind

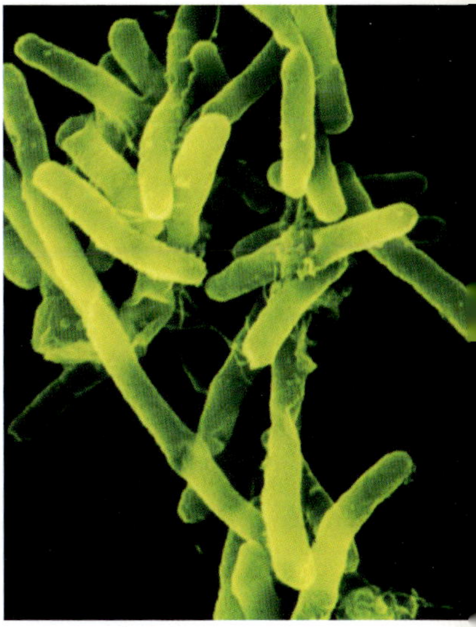

Nützliche Untermieter – Coli-Bakterien im Darm.

Bakterien sind Mikroorganismen, die aus einer einzigen Zelle bestehen. Im Gegensatz zu Viren können sich Bakterien selbstständig vermehren, indem sie sich in der Mitte teilen und dann wieder zu eigenständigen Bakterien wachsen. Viele Bakterien sind wichtig für den Menschen. So sind die »guten« Bakterien in unserem Darm beispielsweise für die Verdauung lebensnotwendig. Manchmal können jedoch die nützlichen Bakterien auch zu Krankheitserregern mutieren.
Wenn sich die den Darm besiedelnden nützlichen Coli-Bakterien in die unteren Harnwege verirrt haben, verursachen sie schmerzhafte Blasenentzündungen. Unbehandelt oder unzureichend ausgeheilt, können diese Entzündungen dann zu chronischen Beschwerden führen. Die meisten bakteriellen Infektionen entstehen durch das Eindringen der Bakterien ins Gewebe. Sie nisten sich dort ein und vermehren sich, was zu einer akuten Entzündungsreaktion des Körpers führt.

Wie werden Infektionen durch Viren und Bakterien übertragen?

Um sich besser vor Infektionen zu schützen, sollte man deren Verbreitungsmechanismus kennen. Grundsätzlich unterscheidet man vier Übertragungswege. Folgendes gilt für Viren wie für Bakterien:

- Direkter Kontakt (über verunreinigte Nahrung, Körperkontakt mit infizierten Personen oder auch durch die Berührung von infizierten Gegenständen, das heißt durch die so genannte Schmierinfektion)

So können Sie eine Ansteckung vermeiden:

- Häufiges und gründliches Händewaschen ist nach wie vor eines der besten Mittel, um Schmierinfektionen wie Durchfall und Magen-Darm-Infektionen vorzubeugen.
- Waschen Sie alle Lebensmittel vor der Verarbeitung gründlich. Trennen Sie im Kühlschrank Gemüse von Fleischwaren und heben Sie Lebensmittel, die Ei enthalten, nicht zu lange auf, um eine Salmonelleninfektion zu vermeiden. Achten Sie in der Küche unbedingt auf Hygiene.
- Verschimmelte Lebensmittel immer vollständig wegschmeißen. Achten Sie dabei darauf, die Schimmelsporen nicht einzuatmen. Legen Sie das verschimmelte Obst, Brot oder Gemüse vorsichtig in den Abfall und bringen Sie ihn umgehend nach draußen, da sonst ein wahrer Sporennebel aufsteigen kann.
- Einige Krankheiten kann man durch eine Schutzimpfung vermeiden oder zumindest den Krankheitsverlauf deutlich abmildern. Für Kinder gibt es daher einen Impfplan, den alle Kinder erhalten sollten. Durch die nahezu lückenlose Betreuung unserer Kinder durch die Kinderärzte sind die meisten Kinder ausreichend geimpft. Problematisch wird es später wieder bei den Jugendlichen und Erwachsenen. Diese vernachlässigen oft ihren Impfschutz. Überprüfen Sie daher Ihren eigenen Impfstatus. Die meisten Impfungen müssen nach einer gewissen Zeit aufgefrischt werden. Mit einer Blutuntersuchung kann man überprüfen, ob noch ein ausreichender Impfschutz besteht. Zusätzlich sollten Sie von dem Angebot der jährlichen Grippeschutzimpfung Gebrauch machen. Zu den Risikogruppen, bei denen diese Impfung auf jeden Fall durchgeführt werden sollte, zählen über 60-Jährige sowie immungeschwächte Personen, Diabetiker und Menschen, die beruflich mit vielen Menschen Kontakt haben.
- Auch, wenn dies eigentlich selbstverständlich ist: Besonders wichtig ist gerade die Hygiene im Genitalbereich. So können zum Beispiel Tampons, die mehrere Stunden nicht gewechselt wurden, lebensgefährliche Infektionen hervorrufen.
- Schützen Sie sich beim Sex mit wechselnden Partnern unbedingt mit Kondomen vor Krankheiten wie Aids, Hepatitis und Syphilis. Die Anzahl der HIV-Neuinfektionen in Deutschland ist in den letzten Jahren erstmalig wieder deutlich gestiegen. Hauptursache hierfür ist das stark nachlassende Risikobewusstsein, was zu einer geringeren Nutzung von Kondomen geführt hat.
- Auch mangelnde Mundhygiene kann zu versteckten, chronischen Infektionsherden führen. Halbjährliche zahnärztliche Kontrolle sowie tägliche Verwendung von Zahnpasta und Zahnseide sind daher unabdingbar.

- Übertragung durch die Luft (Tröpfcheninfektion durch Husten oder Niesen)
- Durch Blut oder Blutprodukte (bei Verletzungen, Operationen, über mehrfache Benutzung von Spritzbestecken, verunreinigte Piercinggeräte und Tätowiernadeln)
- Übertragung durch Blut saugende Insekten.

Auswirkungen einer Infektion

Der Kampf, der bei einer Infektion im Körper stattfindet, hinterlässt oft im Blut oder in den Organen Spuren. Dem Arzt stehen verschiedene Diagnosemöglichkeiten zur Verfügung, um diese spezifischen Veränderungen herauszufinden.

- Das Blutbild weist bei einer bakteriellen Infektion eine erhöhte Zahl von weißen Blutkörperchen auf. Innerhalb weniger Stunden nach der Infektion lässt sich diese Erhöhung bereits nachweisen. Die weißen Blutkörperchen werden dabei aus dem Depot im Knochenmark freigesetzt. An der Zellform der weißen Blutkörperchen und der Menge kann der Arzt ablesen, wie weit die Infektion schon fortgeschritten ist.
- Der Anteil der Lymphozyten sinkt oft bei Entzündungen und Infekten ab, was eine Schwächung der Abwehrkräfte gegenüber Erregern zur Folge hat.
- Das Herz schlägt bei Infektionen meist deutlich schneller.
- Durch die schnellere Herzfrequenz steigt auch die Atemfrequenz. Das Blut reichert sich mit Kohlendioxid an und übersäuert.
- In den Nieren verursachen Bakterien Eiweißausscheidungen, die sich im Urin nachweisen lassen.
- Spezielle Entzündungseiweiße sind im Blut (C-reaktives Protein, CRP) und lassen sich bei einer Blutuntersuchung im Labor messen.

Was tun bei einer Erkältung?

Gegen die typischen banalen Erkältungsviren gibt es nach wie vor keinen medizinischen Schutz. Am besten hilft noch ein Mundschutz, sich selbst und die anderen zu schützen. Die Erkrankung lässt sich nicht heilen, wir können nur die Symptome lindern und unserem Körper ausreichend Ruhe gönnen. So ein grippaler Infekt ist unangenehm, lästig und kommt meistens sehr ungelegen. Gefährlich wird er, wenn man ihn nicht richtig auskuriert und während der Infektionsphase beispielsweise anstrengenden Sport treibt. Das Virus kann dann zu entzündlichen Prozessen am Herzmuskel führen. Oft behandelt man nur die Symptome wie Fieber, Husten, Kopf- und Gliederschmerzen und gönnt dem Körper Ruhe, bis unser Immunsystem die »Selbstheilung« vollzogen hat. Damit es sich auf die Bekämpfung der Viren konzentrieren kann, sollten Sie sich schonen und viel trinken. Manchmal helfen auch Vitamin C, Zink und immunstärkende Mittel wie Echinacin oder Umckaloabo bei der Selbstheilung etwas nach. Bei gefährlichen Viren, wie dem echten Grippevirus (Influenza-Virus) sind wir kaum in der Lage, direkt einzugreifen. Entweder man hat eine wirkungsvolle Schutzimpfung oder man greift zu den neuesten Virenhemmern wie Tamiflu® oder Relenza®, die den Krankheitsverlauf abkürzen. Meistens können dann nur die Folgen von zusätzlichen Bakterieninfektionen, so genannte Superinfektionen, mit einem Antibiotikum bekämpft werden. Auch gegen das Herpes-Virus stehen einige antivirale Mittel zur Verfügung, die möglichst im Anfangsstadium eingesetzt werden müssen und den Infektionsverlauf abmildern können (zum Beispiel Aciclovir).
Wenn Viren sich aber erst mal im Körper eingenistet haben und der Selbstheilungsmechanismus geschwächt ist oder gar nicht funktioniert, können sie schwere Komplikationen hervorrufen, wie der lange Krankheitsweg von Thomas Fuchsberger eindrucksvoll zeigt.

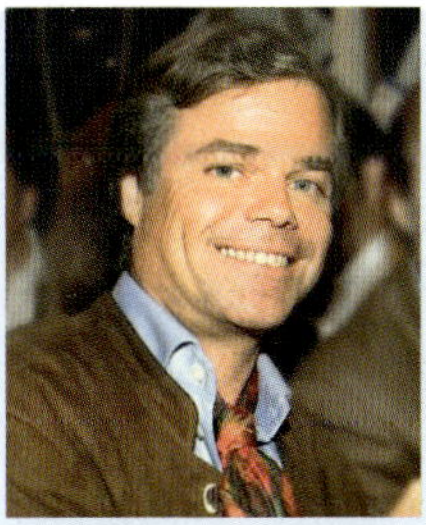

»Ja, ich habe ein tolles Leben!«

Alles begann mit einem kleinen Routine-Eingriff – eine kleine Hämorrhoiden-OP. Doch diese kleinen Schnitte öffneten für den Diabetiker THOMAS FUCHSBERGER, Sohn von Joachim »Blacky« Fuchsberger keineswegs den Weg zu einem beschwerdefreien Leben, sondern sie waren der Prolog zu einem Drama mit sehr vielen Akten: 18 Operationen, jedes Mal mit Vollnarkose, vier Monate Krankenhaus, künstliche Ernährung, künstlicher Darmausgang und mehrfach lebensbedrohliche Krisensituationen.
Erst nach Monaten erkannte ein Immunologe die Krankheit hinter den Krankheiten – mit der entsprechenden Behandlung ging es dann endlich wieder bergauf.

THOMAS FUCHSBERGER: Ich war nach jahrelangen, heftigen Hämorrhoidalleiden zu demEntschluss gekommen, mich operieren zu lassen. Nach drei Tagen Krankenhausaufenthalt sollte ich wieder entlassen werden. Während der OP stellten die Ärzte fest, dass ich nicht unter Hämorrhoiden litt, sondern einen Darmvorfall hatte. Die Hämorrhoiden-OP wurde abgebrochen, und nachdem ich aus der Narkose erwacht war, wurde mir mitgeteilt, dass ich mich einer Darm-OP unterziehen müsste. Mein Darm würde um einiges verkürzt werden, damit er nicht mehr vorfallen kann. Ich entschloss mich spontan für den nächstmöglichen Operationstermin, der drei Tage später war.
Die Darm-OP verlief ohne Komplikationen, nach drei Tagen wurde ich in die stationäre Abteilung verlegt, doch dann bekam ich

Fieber. Ich hatte eine Infektion bekommen. Bei dem Besuch des Krankenhausbistros, das einem Freund von mir gehörte, sagte mir eine seiner Angestellten, dass es »normal« sei, in diesem Krankenhaus eine Infektion zu bekommen.

Nach weiteren zehn Tagen im Krankenhaus wurde mir geraten, zur Rehabilitation in eine Klinik an den Tegernsee zu gehen. Ich war sehr schwach und hatte immer noch etwas Fieber. Eine Computertomographie hätte bereits zu diesem Zeitpunkt einen Abszess festgestellt. Stattdessen lag ich drei Wochen mit immer höherem Fieber, das man mit Antibiotika und Infusionen wegbekommen wollte, in der Reha.

Schließlich wurde ich endlich zum CT nach Agatharied geschickt. Dort wurde ich sofort mit einer Dränage versorgt, da eine Blutvergiftung befürchtet wurde. Nachdem die Dränage immer verklebt blieb, machte man eine weitere Darmspiegelung, bei der man feststellte, dass ich auch noch eine Fistel hatte, die den Abszess nicht abheilen ließ. Fisteln können geklebt werden. Dies versuchte man zweimal in Agatharied, bis die dortigen Ärzte meinten, sie seien nicht die Fachleute dafür, die wären in der Chirurgischen Privatklinik Bogenhausen.

Also bin ich dorthin umgezogen. Nachdem die Ärzte dort mindestens fünfmal versucht hatten, die Fistel zu verkleben, ich kurzzeitig in der Intensivstation versorgt werden musste, da sich ein weiterer Abszess gebildet hatte, kamen sie eines Tages mit der Mitteilung zu mir, dass ich einen künstlichen Darmausgang bräuchte. Davor hatte ich bemerkt, dass sich wieder eine Art Hämorrhoide bei mir entwickelte. Die Ärzte meinten, dass ich zunächst mit dem künstlichen Darmausgang zurechtkommen müsse und ich mich dann nach drei Monaten einer weiteren Hämorrhoiden-OP unterziehen

solle. Der Abszess war in der Zwischenzeit durch den künstlichen Ausgang verheilt. Nach der neuerlichen Operation hatte ich nach fünf Tagen wieder einen Abszess, an genau der gleichen Stelle.
Das war der Punkt, an dem die Ärzte am Ende ihres Lateins waren. Zu diesem Zeitpunkt wurde mir der Immunologe Prof. Wank empfohlen. Dieser stellte in meinem Blutbild eine chronische Hepatitis B fest und begann, mich mit Eigenblut und auf mein Krankheitsbild abgestimmten Zellen zu behandeln. Ich trank sechs Monate keinen Tropfen Alkohol, nach drei Monaten Zellbehandlung war mein Immunsystem wiederhergestellt und mein Darmausgang konnte zurückverlegt werden. Ich bekam keinen neuerlichen Abszess nach dem letzten Eingriff.
Die Hepatitis war sicherlich der Tropfen, der das Fass zum Überlaufen gebracht hatte. Nach all den Operationen und den vielen Antibiotika war mein Immunsystem einfach am Ende.
Abgesehen von meinem Diabetes bin ich völlig geheilt, habe mein normales Gewicht wieder, nachdem ich 20 Kilo verloren hatte.
Meinem Körper schenke ich seit 28 Jahren meine völlige Aufmerksamkeit, seitdem ich Diabetiker bin und bis zu sechsmal am Tag meinen Blutzucker messe und mich ständig um meinen Körper kümmern muss.
Mein Leben habe ich dahingehend geändert, dass ich jetzt noch intensiver und bewusster lebe. Sitze ich an einem schönen Strand, brenne ich mir das Bild ein, falls ich mal wieder in einem Krankenzimmer verweilen muss. Kraft gab mir der Ausspruch von einer Krankenschwester und einem Pfleger, die zu mir unabhängig voneinander sagten: »Sie haben ein tolles Leben«, nachdem ich ihnen von meinem Beruf und meinen Reisen erzählt hatte. Ja, ich habe ein tolles Leben!

Schimmelpilze – der nächste Feind – ungebeten und anpassungsfähig

Schimmelpilze sind überall – sie schweben durch die Luft und besiedeln meist Oberflächen und Gegenstände. Die einzelnen Schimmelsorten unterscheiden sich in ihrer Konsistenz (pelzig, haarig oder flauschig) sowie in der Farbe, die von blaugrünlich über rötlich zu allen Schwarzschattierungen reicht. Feuchte Luft fördert dabei ihre Ausbreitung. Schimmelpilze beginnen meist auf organischen Substanzen zu wuchern, wenn diese anfangen zu verderben. Zuerst bildet die zufällig auf eine Unterlage gefallene Schimmelpilz-Spore mikroskopisch kleine, dünne, vielfach verzweigte Pilzfäden, die sich von einzelnen Punkten aus nach allen Seiten sternförmig ausbreiten. Die Pilzfäden überwuchern auf diese Weise bereits nach kurzer Zeit große Flächen. Als Ernährungsgrundlage dienen organische Stoffe, wie man sie in allen Lebensmitteln sowie im Erdboden, Laub und Holz sowie in Staubkörnern oder sogar in Kunststoffen finden kann. Mit dem Begriff »Schimmel« bezeichnet man vor allem die oberflächlich sichtbaren Strukturen der Schimmelpilze. In erster Linie sind die von den Schimmelpilzen produzierten Giftstoffe, die Mykotoxine, schädlich. Diese können im Körper nicht nur Allergien auslösen, sondern stehen zudem im Verdacht, Krebs erregend zu sein. Die beim Verzehr von verschimmeltem Brot, Nüssen oder Getreide aufgenommenen Gifte (Aflatoxine) können beispielsweise die

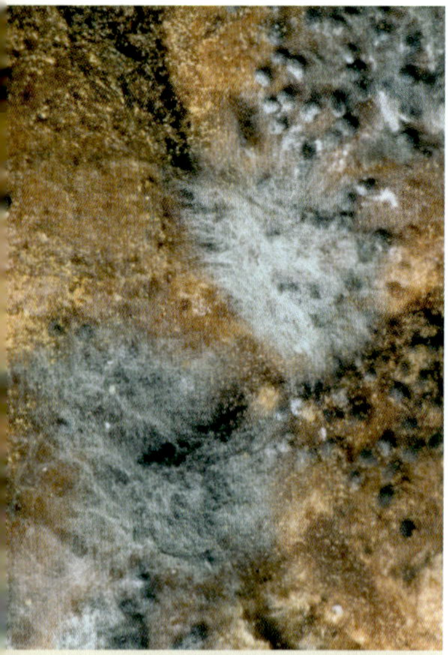

Wenn Sie solche Schimmelstellen entdecken, weg mit dem Brot!

Weg mit verschimmelten Lebensmitteln!

Mit Schimmelpilz befallene Lebensmittel sollten Sie immer ganz entsorgen. Es reicht nicht, die betroffenen Stellen wegzuschneiden, da die Fäden – unsichtbar für unser Auge – das ganze Objekt durchziehen. Einzige Ausnahme ist hierbei selbst gekochte Marmelade. Ihr hoher Zuckeranteil verhindert, dass der Schimmel Fäden bilden kann. Dieser Pilz wächst daher nur oberflächlich und kann mit einem Löffel großzügig abgehoben werden. Verschimmelte Lebensmittel immer rasch beseitigen und auch aus der Wohnung entfernen, da ihre Sporen sich leicht ausbreiten und andere Lebensmittel besiedeln. Bringen Sie den Mülleimer daher unbedingt sofort aus der Wohnung. Hier wartet eine weitere Gesundheitsgefahr: Beim Öffnen der Biotonne können Millionen von Sporen hochgewirbelt werden. Halten Sie daher möglichst die Luft an, wenn Sie die Biomülltonne öffnen, und reinigen Sie diese nach jeder Leerung gründlich.

Bildung von Leberkrebs begünstigen. Daneben können fast alle Pilze Allergien auslösen. Schimmelpilze schaden daher auf unterschiedliche Weise unserer Gesundheit:

- Ihre Sporen können bei empfindlichen Menschen allergische Reaktionen hervorrufen.
- Stoffwechselprodukte sowie die Bestandteile von Schimmelpilzen können giftig wirken. Ein Beispiel hierfür ist der geheimnisvolle »Fluch des Pharao«, welcher auf den Schimmelpilz Aspergillus flavus zurückgeführt wird. Die Mitarbeiter des Archäologen Carter hatten bei den Ausgrabungen im Tal der Könige große Mengen von krankheitserregenden Schimmelsporen eingeatmet. Kurze Zeit nach Beginn der Ausgrabungen kam es unter diesen Mitarbeitern dann zu einem mysteriösen Sterben, das man damals schnell mit einem Fluch in Verbindung brachte. Später konnte man den gefährlichen Pilz als Übeltäter identifizieren.
- Schimmelpilze können Infektionen der Atemwege sowie Asthma hervorrufen. Dies spielt vor allem bei immungeschwächten Menschen eine Rolle.
- Pilze können eine erhebliche Geruchsbelästigung darstellen.
- Unentdeckter Schimmel schadet dem Immunsystem langfristig.

Wir sind müde und erschöpft, ohne eine Ursache zu finden. Achten Sie daher auf alle Anzeichen von Schimmel.
Im Blut lassen sich manchmal Antikörper gegen Schimmelsporen nachweisen. Bei Verdacht auf unsichtbare Schimmel sollten Sie dies eventuell abklären lassen.

Feuchte Wände – der ideale Nährboden

Ein besonderes Problem stellt der Schimmel in der Wohnung, im Bad und in den Kellerräumen dar. Wird die feuchte Luft, die unsichtbaren Wasserdampf enthält, nicht durch ausreichend langes und intensives Lüften abtransportiert, so bildet sich dort, wo auf Oberflächen der so genannte Taupunkt unterschritten wird, zunächst feiner Tau, bevorzugt zum Beispiel an den Fensterscheiben, am Hausputz, in Raumecken, auf der Tapete und hinter Schränken.
Diese dauerhaft feuchten Stellen bilden einen idealen Nährboden für Schimmelpilze. Schimmel findet sich meist in Schlafzimmern, Kellern, Waschküchen und Badezimmern.
Nach einem Wasserschaden können die Pilze auch im Mauerwerk sitzen. Häufig wuchern sie auch lange unbemerkt hinter einer Tapete. In dieser Umgebung fühlen sie sich pudelwohl.
Schimmel ist oft ein Fluch unserer modernen isolierenden Bauweise. Undichte Fenster garantierten früher einen ständigen Luftwechsel. Es zog durch das ganze Haus, und das bescherte nicht nur den Hausbewohnern ein unangenehmes Klima, sondern eben auch dem Schimmel.
Vor allem Neubauten sind aufgrund der vorgeschriebenen Isolierung der Gebäudehülle so dicht, dass fast kein Luftwechsel mehr stattfinden kann. Aktives tägliches Lüften, gerade der feuchten Räume, ist daher umso wichtiger.

Keine Chance dem Wohnungsschimmel!

- Lüften Sie regelmäßig. Im Sommer durchgängig, im Winter lieber kurz und heftig. Öffnen Sie morgens als Erstes die Fenster im Schlafzimmer und Bad. Die feuchte Luft wird ausgetauscht. Dann schließen Sie die Fenster wieder. Die Luft kann sich wieder erwärmen. Schwingen Sie ruhig mal das Handtuch bei geöffnetem Fenster und spielen Ventilator, wedeln Sie auch hinter die Möbel frische Luft.
- Achten Sie auf einen Mindestabstand von 10 cm zur Wand, wenn Sie an Außenwände Schränke, Regale oder Betten stellen. Halten Sie diesen Abstand unbedingt ein, um einen Luftwechsel hinter den Möbeln zu gewährleisten.
- Achten Sie darauf, dass die Luftfeuchtigkeit nicht über 60 Prozent steigt. Verwenden Sie keine Luftbefeuchter, die man an die Heizung hängt. Abgestandenes Wasser an der Heizung ist eine ideale Keimfabrik.
- Wischen Sie Fliesen und andere glatte Flächen im Bad ab und zu mit Isopropanol ab, das tötet die oberflächlich liegenden Pilzsporen ab. Bei immer wiederkehrendem Schimmel muss die Ursache gesucht werden.
Ein Sachverständiger kann den Feuchtigkeitsgehalt der Wand genau messen und beurteilen, ob Fliesen, Bodenbeläge oder Tapeten entfernt werden müssen.
- Tragen Sie einen Mundschutz, wenn Sie den Schimmel beseitigen, aufgewirbelte Pilzsporen schädigen die Lunge und können dort Entzündungen hervorrufen.
- Denken Sie daran, Schimmel ist kein Schönheitsproblem, sondern kann Ihrer Gesundheit erheblich schaden.

Im Kampf gegen eine Infektion durch feindliche Eindringlinge wie Viren, Bakterien und Pilze arbeitet also ein vielschichtiges »Abwehrsystem« in uns.
Es erzeugt ein starkes Schutzschild aus Abwehrzellen und Selbstheilungskäften und es entwickelt sogar ein immunologisches Gedächtnis, mit dem es für erneute Angriffe und Auseinandersetzungen gewappnet ist.
Man kann dieses ausgeklügelte und faszinierende Abwehrsystem ganz sicher als Ergebnis einer »unendlichen Intelligenz« bezeichnen.

Laufend das Immunsystem stärken

Bewegung an der frischen Luft regt den Blutkreislauf an, versorgt die Zellen mit Sauerstoff und stärkt das Immunsystem. Bleiben Sie mobil und genießen Sie das Gefühl der körperlichen Kraft und der Leistung während des Sports sowie der wohltuenden Erschöpfung nach dem Sport.

»Niemand weiß, wie weit seine Kräfte gehen, bis er sie versucht hat.«
Johann Wolfgang von Goethe (1749–1832)

In unserem Körper geht es zu wie auf einer Autobahn: Die Blut- und Lymphgefäße sind die Straßen der Abwehrzellen. Wenn unser Körper gut durchblutet ist, werden alle Körperzellen besser mit Sauerstoff und wichtigen Nährstoffen versorgt. Gut durchblutete Gefäße sind elastisch und weit geöffnet. Abwehrzellen können schneller zu sämtlichen Gefahrenherden vordringen und Hilfe leisten. Bei mangelnder Durchblutung laufen auch die Abwehrreaktionen langsamer. Unser Körper wird geschwächt und es kommt leichter zu Erkältungen der oberen Atemwege. Moderate, regelmäßige Bewegung (laufen, spazieren gehen, walken oder Golf spielen) ist für die Durchblutung immens wichtig. Sie müssen sich dabei wohl fühlen. Zuviel des Guten kann nämlich schädlich sein.

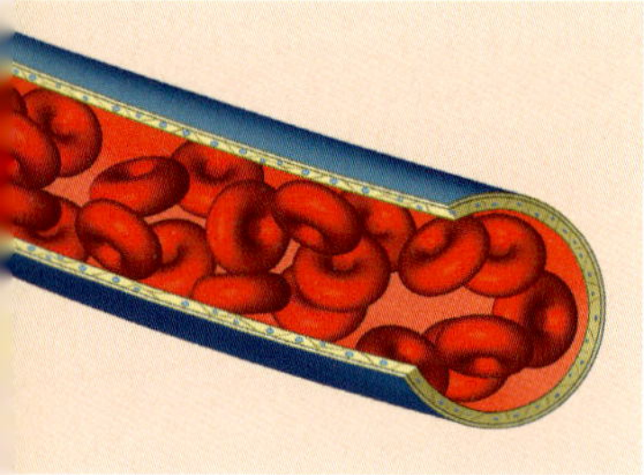

Gut durchblutet! Ein Gefäß ohne Ablagerungen.

Sport ist Mord?

Dieser markante Spruch trifft für Krankheitserreger zu, die ein gut trainiertes Immunsystem fürchten müssen. Für uns gilt: Sport ist Leben. Denn sportliche Menschen trainieren neben ihren Muskeln auch ihre immunologische Elitetruppe, die natürlichen Killerzellen. Ihre Anzahl und Aktivität ist fünffach höher als die bewegungsarmer Menschen. Dieser Trainingseffekt lässt sich sogar im Blut nachweisen. Wenn man im Laborversuch dem Blut von gut trainierten Sportlern Tumorzellen hinzufügt, vernichten die natürlichen Killerzellen deutlich mehr Tumorzellen als die Killerzellen im Blut von untrainierten Probanden. Auch die Anzahl und Aktivität der Fresszellen steigt durch kontinuierliches Ausdauertraining nachweislich. Dieser positive Effekt lässt sich bereits nach etwa zwei Wochen Training feststellen. Also raffen Sie sich auf und ziehen sich die Turnschuhe an! Ein gesundes Maß an Bewegung stärkt Ihr Immunsystem und baut Stress ab. Doch Vorsicht, wer mehr als 40 Kilometer die Woche läuft oder jeden Tag zum Krafttraining rennt, treibt Raubbau an seinem Körper. Mehr Sport heißt nicht mehr Gesundheit. Das Gegenteil kann eintreten: Wer sich beim Training ständig überfordert, fördert nicht seine Gesundheit, sondern schwächt sein Immunsystem.

Wissenschaftler bezeichnen dieses Phänomen als »open window«. Dieses offene Fenster dient als Einfallstor für Viren und Bakterien. Hochleistungssportler werden daher häufig nach einem Wettkampf krank.

Das Immunsystem ist zudem mit den unzähligen Mikroverletzungen der strapazierten Muskeln beschäftigt, spürbar als Muskelkater. Außerdem führt die schwere körperliche Anstrengung zu Stress für das Immunsystem, zu hohen Blutspiegeln von Adrenalin und Cortisol und zu niedrigen Spiegeln von Abwehr-Antikörpern in unserem Blut.

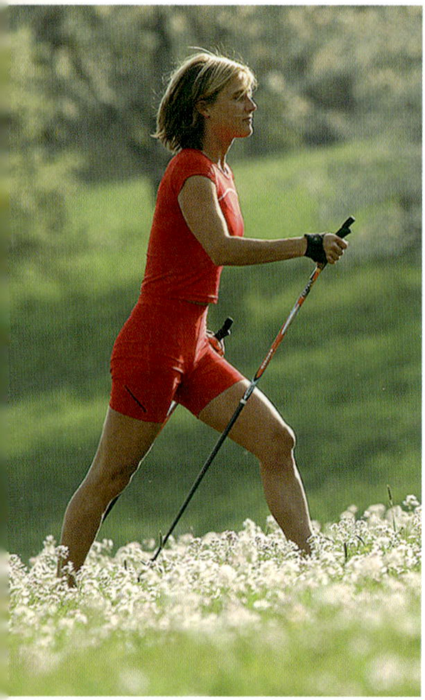

Auch Nordic Walking ist ein hervorragendes Training fürs Immunsystem.

Sport für Nichtsportler

Wenn Sie bisher lieber mit dem Auto zum Briefkasten gefahren sind und den Fahrstuhl benutzt haben, statt zu laufen, sollten Sie sich umstellen. Nicht nur aufgrund der steigenden Benzinkosten. Fangen Sie an, Bewegung und Sport wieder in Ihren Alltag zu integrieren, und lernen Sie wieder, welche Freude mit Bewegung verbunden ist. Mit den folgenden Tipps kommen Sie ganz schnell wieder zu einer guten Kondition.

- Machen Sie Sport zu einem festen Bestandteil Ihres Tagesablaufs, wie Zähne putzen oder duschen. Nehmen Sie diesen Termin regelmäßig wahr und schieben Sie ihn nicht andauernd vor sich her.
- Nehmen Sie sich ein Beispiel an den Kindern. Sie sind ununterbrochen in Bewegung. Lassen Sie sich von diesem natürlichen Bewegungsdrang anstecken und gehen Sie möglichst viel zu Fuß.
- Probieren Sie verschiedene Sportarten aus. Sie haben schon immer die Inlineskater bewundert? Versuchen Sie's doch selber mal. Und keine Angst, die meisten Sportarten eignen sich auch für Anfänger. Wichtig ist gerade am Anfang, dass Sie Spaß an der Sportart haben. Wenn Sie Joggen hassen, sollten Sie es mit den Gelenk und Knochen schonenden kleinen Schwestern, dem Walken oder Nordic Walking, probieren.
- Vermeiden Sie Motivationsbremsen wie Fernsehen oder das bequeme Sofa. Wenn Sie erst mal dort gelandet sind, werden Sie kaum die Energie aufbringen, wieder aufzustehen. Also gleich nach dem

Vorzüge des Nordic Walking
Nordic Walking ist 40 bis 50 Prozent effektiver als Walking.
Nordic Walking entlastet den Bewegungsapparat um bis zu 30 Prozent und ist daher besonders geeignet für Personen mit Knie- und Rückenproblemen.
Nordic Walking löst Muskelverspannungen im Schulter- und Nackenbereich.
Nordic Walking verbessert die Herz-Kreislauf-Leistung.
Nordic Walking vermittelt ein sicheres Laufgefühl auch auf rutschigem Untergrund.
Nordic Walking stärkt die Knochen.
Nordic Walking macht über den Hormonhaushalt resistent gegen Stress.
Nordic Walking stärkt das Immunsystem.

Job raus in die Natur und laufen, walken oder spazieren gehen. Das baut den Stress ab, versorgt den Körper mit ausreichend frischer Luft und verleiht Ihnen die nötige Bettschwere, um in einen erholsamen Schlaf zu fallen. Vermeiden Sie aber, spätabends noch zu joggen. Dann ist Ihr Kreislauf so angekurbelt, dass Sie nicht gut einschlafen können.

- Nutzen Sie im Alltag kleine Trainingseinheiten wie Treppen steigen, mit dem Fahrrad statt mit dem Auto ins Büro fahren, Dehnen und Strecken am Schreibtisch. Stellen Sie, wenn möglich, das Telefon außer Reichweite, damit Sie bei Gesprächen erst einmal aufstehen müssen.
- Motivieren Sie möglichst Freunde, Partner oder Kollegen, mit Ihnen gemeinsam Sport zu machen. Zu zweit hält man einfach besser durch – und der Spaßfaktor (Lachen ist gesund!) ist auch größer.
- Wichtig sind eine gute Ausrüstung und eine korrekte Durchführung der sportlichen Übungen. Ein junger Körper verzeiht noch schlechtes Schuhwerk oder Bewegungsfehler. Doch langfristig schaden wir uns, und die kleinen Fehler werden vom Körper nicht mehr toleriert. Leisten Sie sich gerade für den Anfang einen Trainer oder eine kleine Trainingsgruppe. Setzen Sie den Maßstab Ihrer Leistung nicht zu hoch. Das kann nur zu unnötigem Frust führen und lässt Sie schneller aufgeben. Lieber kleine, erreichbare Ziele stecken und den Level dann kontinuierlich halten und gegebenenfalls erhöhen.

Die immunologische Wirkung von Ausdauersport auf einen Blick

Stabilisierender, dem persönlichen Leistungsniveau angepasster Ausdauersport

- stimuliert über psychoneuroimmunologische Mechanismen ein Glücksgefühl, das den ganzen Körper positiv beeinflusst, was wiederum direkt das Immunsystem stimuliert. (Siehe »Kraft der Gedanken«, Seite 90.)
- reduziert Katecholamine, wie das »Stresshormon« Adrenalin um bis zu 30 Prozent. Damit kann Sport die gesundheitliche Belastung eines stressigen Arbeitstags schnell abbauen.
- regt die Produktion und Aktivität von T- und B-Zellen an.
- regt die Produktion und Aktivität von natürlichen Killerzellen an.
- fördert die Durchblutung und trainiert die Elastizität der Gefäße und Muskeln.
- versorgt optimal die einzelnen Zellen mit Nährstoffen und steigert den Abtransport von Giften und Zellabfällen. Abwehrzellen werden vermehrt transportiert.

Destabilisierender, überfordernder Ausdauersport:

- Übertriebener, exzessiv betriebener Leistungssport kann nach Endorphinausschüttung oder Kalorienverlust zur Sucht werden.
- Belastet das Immunsystem und schwächt die Abwehrfunktion des Körpers. Wenn es gleichzeitig einen Infekt und die durch den Sport entstandenen Mikroverletzungen bekämpfen muss, besteht die Gefahr einer Herzmuskelentzündung.
- Durch den Anstieg von Cortisol, Adrenalin sowie anderer Botenstoffe sinkt der Antikörperspiegel und es entsteht eine erhöhte Infektanfälligkeit.

Gesundes Ausdauertraining

Zahlreiche wissenschaftliche Studien belegen den immunstimulierenden Effekt des Sports. Eine entscheidende Rolle spielt hierbei die richtige Dosierung. Denn nur solange wir unter unserer individuellen Belastungsgrenze trainieren, sind wir im aeroben Bereich. Das heißt, den Zellen steht genug Sauerstoff zur Verfügung. Steigt aber die Belastungsintensivität und man überschreitet sein vom Trainingszustand abhängiges Niveau, kommt der Körper in den anaeroben Bereich – das heißt ohne genügende Sauerstoffversorgung. Von besonderem Nachteil für das Immunsystem ist das hierbei entstehende Abfallprodukt Laktat, ein Salz der Milchsäure, das zur Übersäuerung der Muskeln führt und die Produktion der natürlichen Killerzellen unterdrückt. Um einen immunstimulierenden Effekt zu erreichen, sollten Sie Ihren persönlichen Leistungswert kennen lernen. Denn eine zu geringe Belastung ist ineffektiv und eine zu hohe kann Ihrem Körper schaden. Für die Ermittlung Ihres individuellen Belastungsoptimums gibt es zwei Methoden: Die einfachste Möglichkeit ist der so genannte Talk-Test (Unterhaltungstest), demnach sollten Sie sich nur so weit belasten, dass Sie sich dabei noch gut unterhalten können, ohne nach Luft zu schnappen. Die zweite und genauere Möglichkeit ist die Pulsmessung. Pulsuhren gibt es inzwischen in jeder Preiskategorie in Sportgeschäften und sie sollten zur Standardausrüstung eines ernsthaft trainierenden Ausdauersportlers gehören. Denn nur wer im aeroben Bereich trainiert, verbrennt Fett und stärkt sein Immunsystem.

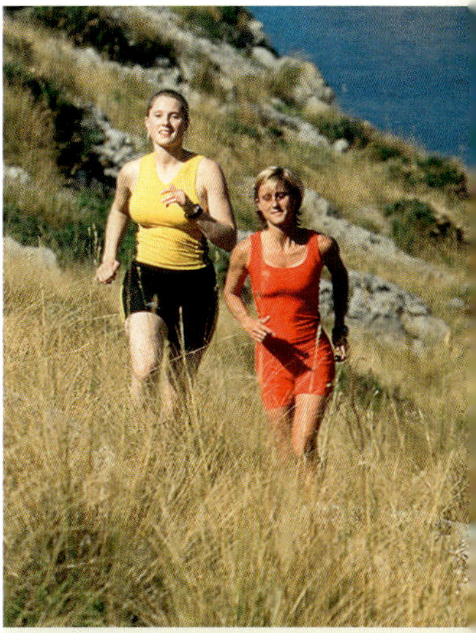

Eine gesunde Belastung sollte noch das Gespräch miteinander ermöglichen (Talk-Test).

Der ideale Pulsbereich ist dabei sehr individuell. Er liegt aber in der Regel zwischen 130 und 145 Schlägen pro Minute. Wird dieser Punkt überschritten, entwickeln wir einen zu hohen und schädlichen Laktatwert im Blut. Ein Sportmediziner kann diesen Laktatwert im Blut genau feststellen. Diese einfache Laktatwertmessung wird auch in vielen Sportstudios angeboten. Ein winziger Stich ins Ohr und ein Tropfen Blut reichen aus, um sofort ein aussagekräftiges Messergebnis zu erhalten.

Bausteine des Lebens

In Harmonie mit seinem Körper zu leben heißt auch, in Harmonie mit seinem Immunsystem zu leben. Für ein intaktes Immunsystem ist eine ausgewogene Ernährung wichtig. Sowohl zu viel als auch zu wenig Gewicht schädigt unser Immunsystem, macht uns müde und abgeschlagen. Aktivieren Sie deshalb Ihre Selbstheilungskräfte auf die wohl angenehmste Weise: Schlemmen Sie sich gesund.

»Lass Nahrung deine Arznei sein und Arznei deine Nahrung!«
Hippokrates (460–375 v. Chr.)

Bereits vor mehr als zweitausend Jahren erkannte der griechische Gelehrte Hippokrates die heilende Wirkung der Nahrung und setzte sie zur Behandlung der Kranken und zur Prophylaxe bei den Gesunden ein. Im Laufe der Zeit ging uns dieses Wissen immer mehr verloren, und erst in den letzten Jahrzehnten entdecken die Wissenschaftler unsere Ernährung als wichtige Grundlage für die Gesundheit wieder.

Schlemmen Sie sich gesund

Täglich lächeln sie von Modeillustrierten und Hochglanzcovern auf uns normale Menschen herab – die superschlanken Grazien. Doch mag »superschlank« gerade hoch im Kurs der Modelagenturen stehen, für das Immunsystem bedeutet es Stress. Denn das empfindliche Immunsystem ist leicht durch einseitige Ernährung aus der Bahn zu werfen. Bei Menschen, die über einen längeren Zeitraum unter einem Mangel an Kohlenhydraten und Proteinen (Eiweiß) leiden, kann der Körper wichtige Immunzellen nicht mehr bilden. Andererseits reagiert unser Körper ebenso sensibel auf Übergewicht. Jetzt stehen dem Organismus zwar Kalorien und Nährstoffe im Überfluss zur Verfügung, aber diese Überernährung schwächt wiederum unser Immunsystem – es wird mit zunehmendem Gewicht immer träger und passiver. Das hängt wahrscheinlich mit den im Blut gelösten riesigen Fettmolekülen zusammen, die die Kommunikation zwischen den Immunzellen stören. Denn Fett und vor allem Cholesterin vermindert die Fressbereitschaft der Immunzellen.

So wie wir durch Mangelernährung oder Übergewicht unser Immunsystem schwächen, können wir es auf der anderen Seite durch eine ausgewogene Ernährung auch stärken. Vitamine, Mineralien, ungesättigte Fettsäuren, Ballaststoffe und hochwertige Eiweiße – mit einem Wort: gesunde »Lebens«-Mittel, in denen die natürlichen Nährstoffe vollwertig vorhanden sind – können uns helfen, unsere Abwehr stark zu machen, und damit unsere Selbstheilungskräfte unterstützen.

Auf einen Blick

Aktiviert das Immunsystem

- Vitamin A, Vitamin E, Vitamin C
- Mineralstoffe und Spurenelemente wie Eisen, Zink, Selen
- Mehrfach ungesättigte Fettsäuren aus pflanzlichen Ölen oder Fischöl
- Ballaststoffe
- Probiotische Lebensmittel mit Milchsäurebakterien
- Sekundäre Pflanzenstoffe
- Enzyme (z. B. aus der Nahrung)
- Radikalfänger wie Coenzym Q10

Blockiert das Immunsystem

- Eiweiß- und Kalorienmangel
- Fettüberschuss mit gesättigten Fetten, Cholesterin
- Zucker
- Alkohol
- Kaffee
- Künstliche Farbstoffe, Konservierungsstoffe und Geschmacksverstärker
- Weißmehlprodukte
- Schimmelpilze
- Flüssigkeitsmangel

Mit Power Food zur Höchstleistung

Essen ist viel mehr als nur Kalorienaufnahme. Oberstes Ziel ist nicht nur, das Hungergefühl einzudämmen, sondern mit Genuss möglichst viele der wertvollen Inhaltsstoffe aufzunehmen.
Die Auswahl der gesunden Lebensmittel fängt schon beim Einkaufen an. Unzählige Versuchungen stürmen, hübsch verpackt und appetitanregend präsentiert, auf uns ein. Natürlich dürfen Sie sich auch mal eine Tiefkühlpizza oder Chips mitnehmen, aber die Fertigprodukte sollten nur einen geringen Anteil Ihres Einkaufs ausmachen.

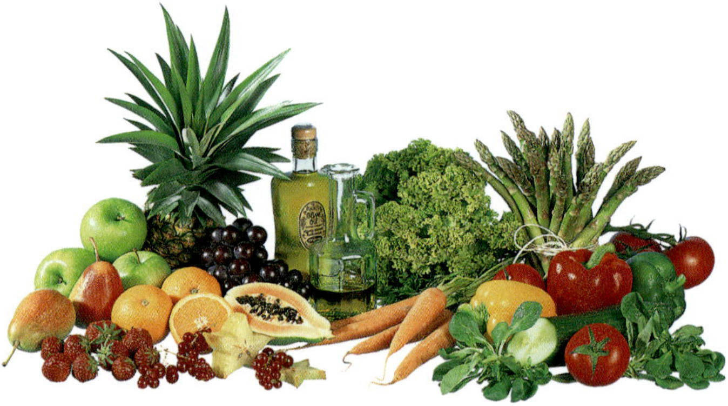

Frischer und gesünder sind die Produkte vom Wochenmarkt oder aus dem Bioladen. Dort wird man auch nicht von glänzenden Verpackungen in Versuchung geführt. Zudem ist so ein Bummel über den Markt, an der frischen Luft mit all seinen Gerüchen und Gesprächen, viel entspannender als der Einkauf im hektischen Supermarkt.
Wie wichtig eine ausgewogene Ernährung ist, zeigt auch das Beispiel der an Asthma erkrankten Spitzensportlerin Sandra Völker. Mit Hilfe einer optimalen Ernährung und der genauen Kenntnis ihrer Krankheit schaffte sie es bis zur Weltspitze.

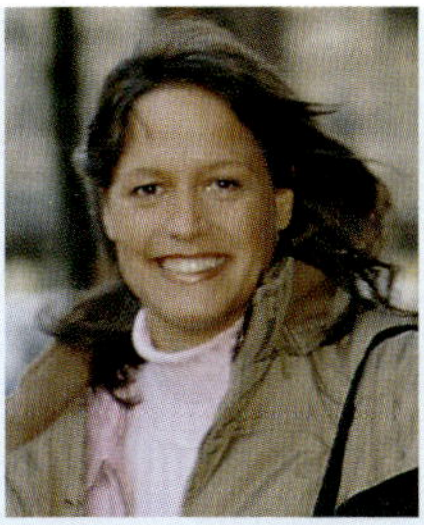

»Ich muss die Krankheit in mein Leben integrieren – so kann sie mich nicht dominieren. Seitdem lebe ich grundsätzlich bewusster.«

SANDRA VÖLKER startete ihre Karriere, nachdem sie als Kind um ein Haar in der Ostsee ertrunken wäre. Nach diesem traumatischen Erlebnis lernte sie als Vierjährige schwimmen und zeigte schon als Achtjährige in Wettkämpfen ihr außerordentliches Talent. Mittlerweile hat sie 63 Medaillen bei Olympischen Spielen, Welt- und Europameisterschaften, 44 Titel bei Deutschen Meisterschaften, den zweifachen Sieg im Gesamt-Weltcup, 11 Weltrekorde, 18 Europarekorde – und dreimal den Titel »Schwimmerin des Jahres« erschwommen. Und das, obwohl im Jahr 2000 Asthma bei ihr diagnostiziert wurde. Doch sie lernte, mit der Krankheit positiv umzugehen. Im März 2001 gründete sie die »Sandra-Völker-Stiftung für asthma- und allergiekranke Kinder«.

NINA RUGE: *Vor fünf Jahren wurde bei Ihnen Asthma diagnostiziert. Wie waren die ersten Symptome, hatten die Ärzte auf Anhieb die richtige Diagnose?*

SANDRA VÖLKER: Ich war zunächst auf dem völlig falschen Dampfer. Dieser Kloß im Hals, die Probleme beim Atmen, das führte ich auf meine langjährige Sucht zurück, sieben Jahre lang hatte ich geraucht und war damals drei Jahre Nichtraucherin. Doch bei Wettkämpfen wurden die Beschwerden immer schlimmer, so dass ich einen HNO-Arzt aufgesucht habe. Der fand nichts – typisch für Asthma – und schickte mich zum Lungenfacharzt. Ich wurde mit dem Reizstoff Histamin getestet – und als ich prompt einen Asthmaanfall bekam, war die Sache klar.

? *Wie war Ihre erste Reaktion – haben Sie befürchtet, den Leistungssport an den Nagel hängen zu müssen?*

! Das war ein Schock. Medikamente gegen Asthma wollte ich auf keinen Fall nehmen, die stehen ja auf der Dopingliste. So dachte ich tatsächlich darüber nach, meine Profi-Karriere zu beenden. Es war furchtbar. Doch der Arzt beruhigte mich, das sei heute alles nicht mehr so schlimm, meinte er und erkundigte sich beim Weltverband, kam fünf Tage später mit der befreienden Nachricht: Ich müsse meine Medikamente offiziell anmelden, dann würden sie vom Verband akzeptiert. Mir fiel ein Riesenstein vom Herzen. Doch mir war klar: Ich würde die Sprays auch in aller Öffentlichkeit einsetzen müssen, sie wirken gegen die Entzündung der Bronchien. Um allen Spekulationen vorzubeugen, bin ich dann in die Offensive gegangen und habe meine »Sandra-Völker-Stiftung« gegründet.

? *Haben Sie Erkenntnisse darüber, was Ursache Ihres Asthmas ist?*

! Ich habe kein allergisches Asthma, sondern ein Belastungsasthma. Mein Feind ist das Chlorgas – und das ist direkt über der Wasseroberfläche besonders hoch konzentriert. Dazu kommen die hohe Luftfeuchtigkeit und der enorme Wettkampfstress. Diese Gemengelage scheint für meine Krankheit verantwortlich zu sein.

? *Wie lange waren Sie bereits verdeckt asthmakrank, bevor Sie die Diagnose erhielten?*

! Die Diagnose erhielt ich im Jahr 2000. Vermutlich hatte sich die Krankheit bereits vier Jahre zuvor entwickelt, also 1996.

? *Welche Medikamente müssen Sie regelmäßig nehmen?*
! Vom ersten Tag der Diagnose an – also seit fünf Jahren – inhaliere ich täglich zweimal ein Cortisonpräparat, morgens und abends, um die Entzündung in den Bronchien zu bekämpfen. Das wirkt hervorragend, und ich lebe deshalb oft in dem Gefühl, gar kein Asthma zu haben. Dennoch benötige ich immer wieder auch das so genannte »Notfall«- oder »Öffnerspray« zusätzlich. Besonders vor Wettkämpfen oder eben in Notfallsituationen wirkt das sofort: Die Luftnot ist dann wie weggeblasen.

? *Die Chlorgasbelastung ist doch für alle Profi-Schwimmer enorm. Dann müsste es doch unter ihnen noch mehr Asthmafälle geben.*
! Ja, es sind viele, und deshalb kam ja auch dieser Doping-Vorwurf auf: Wir Schwimmer würden plötzlich in großer Zahl Asthmaerkrankungen simulieren, um uns legal dopen zu können. Mittlerweile ist zumindest in Fachkreisen bekannt, dass die Bedingungen in den Schwimmhallen Asthma bronchiale auslösen können.

? *Hoffen Sie eigentlich, jemals von dieser Krankheit komplett geheilt werden zu können?*
! Ja, ich hoffe das sehr – nach dem Ende meiner Profi-Karriere. Wenn die stressigen Wettkämpfe wegfallen, wenn ich nicht mehr täglich stundenlang dem Chlorgas ausgesetzt bin, hoffe ich, die Medikamente irgendwann auf Null runterfahren zu können.

? *Die stressigen Wettkämpfe – hat Stress Ihrer Erfahrung nach einen direkten Einfluss auf die Asthmaanfälle?*
! Eindeutig ja! Am schlimmsten merkte ich das bei den Deutschen Meisterschaften. Sie bedeuten ja den größten Stress, weil es

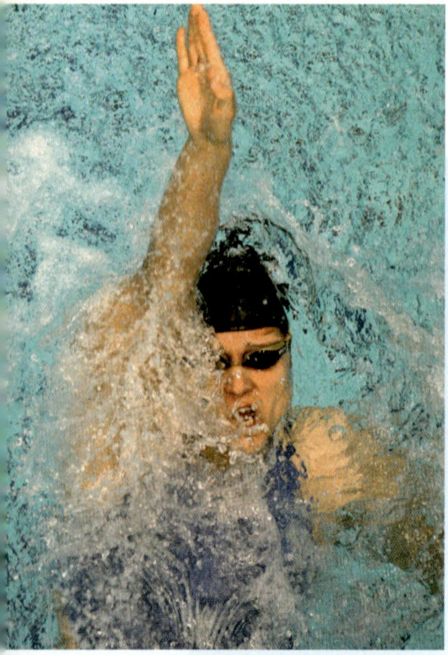

Trotz Asthma – Sandra Völker schwimmt Weltrekorde.

um die Qualifikation für die Europa- oder Weltmeisterschaften geht. Da hatte ich erhebliche Atemprobleme – und ich gehe stark davon aus: Das war stressbedingt.

? *Tun Sie etwas gegen den Stressfaktor als Asthmaauslöser?*

! Ja, auf jeden Fall. Ich mache mir bewusst, was die Stress auslösenden Situationen genau sind, worüber ich mich aufrege, und versuche, damit umzugehen. Zudem helfen mir Atemübungen, die mir mein Trainer beigebracht hat, der auch Yoga lehrt. Zum Beispiel hilft mir eine simple Übung schon sehr: Durch die Nase atmen und abwechselnd ein Nasenloch zuhalten, etwa fünf Minuten lang. Das beruhigt ungemein. Ich habe mir ein insgesamt einstündiges Entspannungsprogramm zusammengestellt, das auch Meditationsübungen enthält und das ich meist über den Tag verteilt absolviere.

? *Wie kann man mit Asthma immer wieder Hochleistungen bringen?*

! Jetzt habe ich die Situation psychologisch im Griff. Ich habe allerdings fünf Monate gebraucht, bis ich so weit war – bis ich nicht mehr ständig gedacht habe: Du bist krank! Du bist unheilbar krank! Geholfen hat mir der Gedanke, dass ich ja, kurz bevor ich die Diagnose Asthma erhielt, Weltrekordzeit geschwommen bin!

? *Macht Ihnen das Atmen nach Wettkämpfen Probleme?*

! Ich brauche Zeit, um die Belastung zu verarbeiten. Wenn ich direkt aus dem Wasser komme, kann ich nicht sprechen. Interviews sind mir dann ein absoluter Graus. Mit Hilfe von Stoßatmung versuche ich mich dann dahin zu bringen, wenigstens ein paar Sätze sagen zu können.

? *Sie müssen als Asthmakranke das Ausatmen richtig trainieren!*
! Ja, ich habe immer wieder das Gefühl, als sei da ein Ventil, eine Klappe zwischen Hals und Lunge, und beim Ausatmen muss ich einen Widerstand überwinden. Speziell dafür habe ich einige Übungen, und der Entspannungsfaktor ist sehr, sehr wichtig. Sobald man Panik bekommt, wird die Blockade natürlich größer. Wenn dieser »Kloß«, diese »Klappe« sich wieder bemerkbar macht, dann ziehe ich mich bewusst zurück, lehne mich mit dem Rücken ganz entspannt an eine Wand, strecke beide Arme nach oben und konzentriere mich ganz ruhig auf den Atem. Das hilft.

? *Machen Ihnen eigentlich Klimaanlagen Probleme? Wie geht's Ihnen im Land der tiefgekühlten Hotelanlagen, in den USA?*
! Mit Klimaanlagen habe ich die schlechtesten Erfahrungen gemacht. Ich versuche, diese komplett zu meiden. Wenn sie sich ausschalten lassen, ist das ja kein Problem. Aber in Hotels mit Dauerklimatisierung checke ich grundsätzlich nicht ein. Dort würde ich mir mit großer Wahrscheinlichkeit eine Erkältung einfangen, und die verschlimmert das Asthma erheblich.

? *Wie stärken Sie Ihr Immunsystem, um möglichst keine Erkältung oder grippalen Infekte auszubrüten?*
! Gesunde, rückstandsfreie Ernährung spielt da natürlich eine große Rolle. Schon morgens trinke ich ein Glas heißes Zitronen-

wasser aus dem Saft frisch gepresster Zitronen, ich backe mein Brot selbst, mache eigene Marmelade, ernähre mich sehr gemüselastig: viel Salat, Obst, Wildreis, Vollkornpasta, wenig Fleisch. Jetzt bin ich gerade auf dem »Fisch-Trip« In Hotels ist es oft schwierig, sich vernünftig zu ernähren – wir haben ja keinen eigenen Mannschaftskoch, der für uns sorgt.

Meine Schwäche für Schokolade ist übrigens legendär, da kann ich nicht widerstehen.

Ich bin kein Fan von Nahrungsergänzungsmitteln. Omega-3-Fettsäuren nehme ich sicherlich mit der Nahrung zu wenig auf – die esse ich in Form von Tabletten. Zink nehme ich nur phasenweise, damit sich der Körper nicht daran gewöhnt. Wenn ich einen Infekt habe, schieße ich mit dem pflanzlichen Penicillin Umckaloabo dagegen, und grundsätzlich trinke ich sehr, sehr viel Wasser! Meine Mutter hat uns immer Wasser gegeben, manchmal als Schorle. Heute bin ich ein absoluter Wassertrinker, das ist halt mein Element!

Und ich versuche, genug zu schlafen. Ich brauche viel: Acht bis neun Stunden, um richtig fit zu sein. Wenn ich nachts nicht auf meinen Level komme, dann baue ich mir das tagsüber ein. Ich schlafe toll.

? *Die Sandra-Völker-Stiftung. Was ist der größte Erfolg?*

! So etwas gab es ja nicht in Deutschland! Die Betroffenen haben sich wirklich gefreut, als ich die Stiftung gegründet habe. Die Schwerpunktarbeit liegt bei Information und Aufklärung für asthmakranke Kinder aus sozial schwachen Familien. Wir unterstützen Asthma-Camps, in denen diese Kinder lernen, mit der Krankheit umzugehen. Das wichtigste Ziel ist, sie aus ihrer Außenseiterposition herauszuholen oder besser noch zu verhindern, dass sie in eine solche überhaupt erst hineingeraten. Wichtig ist ja vor allem, dass die Kinder, aber auch ihre Eltern und Lehrer, erfahren, dass sie *NICHT* mit dem Sport aufhören sollen. Sie müssen nur den richtigen Sport wählen und beispielsweise lernen, ein Peak-Flow-Meter, ein Ausatmungs-Messgerät, zu benutzen und ein Atem-Tagebuch zu führen. Ich selbst brauche ein solches Gerät nicht mehr, ich spüre die Qualität meiner Kondition selber.

? *Haben Sie aufgrund der Krankheit an Lebenserfahrung gewonnen?*
! Ich habe gelernt, mit Angst oder Panik umzugehen. Der Schlüssel heißt hier für mich: Einfach locker bleiben! Die Krankheit ist zu einem Teil meines Lebens geworden. Ich muss sie in mein Leben integrieren – so kann sie mich nicht dominieren. Seitdem lebe ich grundsätzlich bewusster.

Gesundheit geht durch den Magen

In diesem Kapitel finden Sie Informationen entsprechend dem neuesten Forschungsstand für Ihre optimale Ernährung und zur Stärkung Ihres Immunsystems. Die folgenden Tipps haben nichts mit einer Diät zu tun, aber trotzdem werden Sie merken, dass eine gesunde, ausgewogene Kost langfristig und effektiv die Pfunde purzeln lässt. Fast Food und ungesunde Fertigprodukte verschwinden wie von selbst von unserem Speiseplan, wenn wir erst mal die Freude an frischem Gemüse und Obst wiederentdeckt haben. Die Grundprinzipien für eine gesunde, ausgewogene Ernährung sind eigentlich simpel, und wenn Sie sich überwiegend an diese Ernährung halten, verzeiht Ihnen Ihr Körper auch einmal die Chips oder den Cheeseburger.

Auf einen Blick – die Pfeiler einer gesunden Ernährung

- Versuchen Sie sich überwiegend vegetarisch zu ernähren. Ein bis zwei Fleischportionen in der Woche sind ausreichend für die Versorgung mit Eisen.
- Als Zwischenmahlzeit bietet sich Obst an, greifen Sie mehrmals täglich zu Äpfeln und Bananen.
- Der größte Teil der Nahrungsaufnahme sollte aus ballaststoffreichem Gemüse und Getreideprodukten bestehen.
- Trinken Sie reichlich stilles Mineralwasser. Das hilft den Ballaststoffen beim Quellen und den Zellen beim Entgiften.
- Verteilen Sie Ihren Hunger auf mehrere kleine Mahlzeiten und essen Sie kleinere Portionen.
- Versuchen Sie, möglichst fettarm zu kochen und verwenden Sie hochwertige, mehrfach ungesättigte Fette mit einem hohen Anteil an Omega-3-Fettsäuren und Vitamin E wie etwa Raps-, Oliven- und Distelöl.
- Versuchen Sie, Ihren Zuckerkonsum zu reduzieren und statt Süßigkeiten Obst zu naschen. Tauschen Sie aber bitte nicht den Zucker gegen künstliche Ersatzstoffe aus. Diese sind nach wie vor in ihrer krebserregenden Wirkung umstritten und können zudem Migräne auslösen. Überdosiert führen sie stark ab und erzeugen Durchfall. Eine Reduzierung auf nur einen Teelöffel Zucker im Kaffee – statt mehreren – ist schon ein guter Anfang.
- Bereiten Sie Gemüse immer schonend und frisch zu. Probieren Sie beim Kochen ruhig schon vom rohen Gemüse, es enthält besonders viele sekundäre Pflanzenstoffe. Diese befinden sich bevorzugt in oder direkt unter der Schale, deshalb sollten Sie zum Beispiel Karotten nur gründlich waschen und nicht schaben. Geschabte Karotten enthalten nur noch 15 Prozent ihrer wirksamen Inhaltsstoffe, 85 Prozent der wertvollen Inhaltsstoffe landen im Müll.
- Kaufen Sie Gemüse immer ganz frisch ein. Im Bioladen oder auf dem Wochenmarkt bekommen Sie meist die frischeste Ware. Ansonsten können Sie auch mal in die Tiefkühltruhe greifen. Bei manchen Gemüsesorten, wie etwa beim Spinat, ist die gefrorene Variante sogar gesünder als die lange gelagerte.
- Lagern Sie das frische Gemüse im Gemüsefach und achten Sie auf die Hygiene im Kühlschrank. Auch wenn die bestrahlten Hollandtomaten noch nach zwei Wochen so aussehen wie am ersten Tag, sollte man sie nicht länger als ein paar Tage aufbewahren. Schimmel, für das Auge oft nicht sichtbar, durchzieht schnell das gesamte Gemüse.

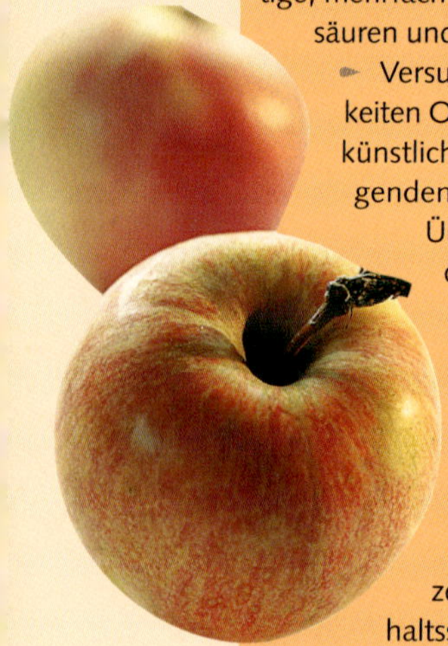

- Bereiten Sie das Essen frisch zu und verwenden Sie möglichst wenig Fertigprodukte, Soßen oder Zubereitungen. Die Geschmacksverstärker, Farb- und Konservierungsstoffe belasten unseren Organismus und das Immunsystem.
- Ernähren Sie sich mit den immunstärkenden Nahrungsmitteln, die uns die Natur bietet, Nahrungsergänzungsmittel sind manchmal eine sinnvolle Ergänzung. Als Alibi für eine von Fast Food und Fertiggericht geprägte Ernährung taugen sie aber wenig.
- Essen Sie mit Genuss. Langsam und gut gekaut, lässt sich die Nahrung besser verwerten. Zudem essen wir weniger, da nach rund 20 Minuten erst das Sättigungsgefühl eintritt. Für eine Gewichtsreduktion sollten Sie daher vor dem Essen schon mal eine Suppe essen und viel Wasser trinken, das füllt den Magen und sättigt schneller.

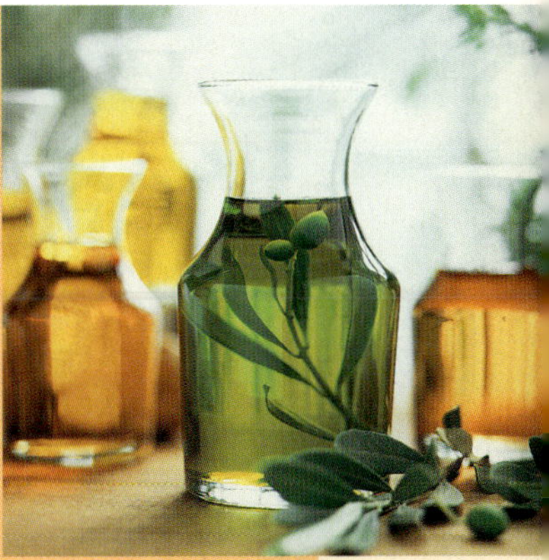

Kalt gepresstes Olivenöl – Jungbrunnen für die Zelle.

Vegetarisch bevorzugt

Vegetarische Kost bevorzugen heißt nicht streng vegetarisch. In lang angelegten Studien schneiden strenge Vegetarier gesundheitlich schlechter ab als die überwiegend vegetarisch lebenden Probanden. Das liegt sicherlich zum einen an der reduzierten Eisenaufnahme, die für den Sauerstofftransport und die Blutbildung extrem wichtig ist, und zum anderen an der mangelnden Milcheiweiß- und Calciumversorgung strenger Vegetarier. Eiweiß- und Calciummangelzustände können zu Muskelabbau und Knochenschwund führen und die Osteoporose begünstigen.
Eine moderate vegetarische Ernährung bedeutet eine Schwerpunktverlagerung auf vegetarische Gerichte. Ersetzen Sie Stück für Stück Süßigkeiten, Fertiggerichte und Konserven durch Obst, Salate und Gemüse. Sie werden merken, dass Ihr Speiseplan dadurch nicht ärmer, sondern reicher wird. Oft ist es nur die eigene Faulheit, die uns davon abhält, Obst zuzubereiten statt in die Gummibärchentüte zu

greifen. Nach einiger Zeit wird der Griff zum Obstmesser jedoch genauso selbstverständlich. Das wirkt sich auch positiv aufs Gewicht aus, denn von Obst und Gemüse können Sie bei geringerer Kalorienzahl größere Portionen zu sich nehmen. Ein leckerer Salat vor dem Essen füllt den Magen und beschäftigt den Darm mit einem hohen Anteil an Ballaststoffen und sekundären Pflanzenstoffen.

Fett ist nicht gleich Fett

Tierische Fette, Kokos- und Palmfett enthalten vorwiegend die schlecht abbaubaren gesättigten Fettsäuren. Fett ist der Immunkiller schlechthin, denn aufgenommenes Fett macht nicht satt, sondern Appetit auf mehr. So essen wir leider viel mehr, als wir brauchen. Da unser Körper nichts freiwillig wieder hergibt, sondern lieber für magere Tage einlagert, wird das Fett zum einen in den Körperdepots an Bauch, Po und Hüfte abgelagert, zum anderen, für uns nicht sichtbar, an den Gefäßinnenwänden, was im ungünstigsten Fall durch die Gefäßverengung zu Schlaganfall und Herzinfarkt führen kann.
Fett macht den Körper träge, unkonzentriert und langsam. Die intellektuellen Fähigkeiten nehmen ab, wir werden vergesslich und fahrig. Denn das Fett lagert sich auch in den hauchfeinen Kapillaren der Gehirnzellen ab und behindert die blitzschnellen Nervenimpulse zum Gehirn. Im Blut stören die großen Fettmoleküle und die Ablagerungen die Kommunikation und Aktivität der Immunzellen. Das Immunsystem wird ebenfalls schlapp und kraftlos. Dieser Prozess schleicht sich im Laufe der fetten Jahre ein, oft unbemerkt von uns, wir fühlen uns ständig erschöpft und müde, ohne eine Erklärung zu finden. Dabei ist die Lösung so leicht. Denn wir können diesen Prozess selber umkehren, die Verfettung stoppen und sogar wieder abbauen. Laufen, walken, spazieren gehen – jede Bewegung an der

frischen Luft ist eine Wohltat für den Körper, verbrennt Fette und pusht das Immunsystem. Sagen Sie nicht, Sie hätten keine Zeit, sich sportlich zu betätigen. Fakt ist: Sie gewinnen Zeit – nämlich Lebenszeit. Versuchen Sie deshalb, sich möglichst fettarm zu ernähren. Verwenden Sie nur selten Fettes wie Braten, Pommes und Schlagsahne und würzen Sie die Salate mit hochwertigen mehrfach ungesättigten Ölen wie Raps- oder Olivenöl. Oft helfen schon kleine Schritte. Wenn Sie täglich einen Esslöffel Butter (10 Gramm) einsparen, verlieren Sie, ohne es zu merken, knapp 400 Gramm Gewicht pro Monat, das sind fünf Kilo im Jahr, 20 Butterpäckchen. Je mehr Sie einsparen, desto schneller erholen sich die Gefäße und auch die Abwehrkraft unseres Immunsystems. Geradezu gesund sind die ein- und mehrfach ungesättigten Fettsäuren, wie sie in hochwertigen Pflanzenölen vorkommen. Kaltgepresstes Olivenöl kann den Cholesterinspiegel senken und schützt die Zellwände. Omega-3-Fettsäuren aus Fischöl reduzieren das Risiko für Herz- und Gefäßerkrankungen. Sie wirken entzündungshemmend – etwa bei Autoimmunkrankheiten – und positiv auf das Immunsystem. Es liegt also in Ihrer Hand, das Immunsystem aus seinem Dornröschenschlaf wieder wach zu küssen und Ihre Selbstheilungskräfte zu mobilisieren.

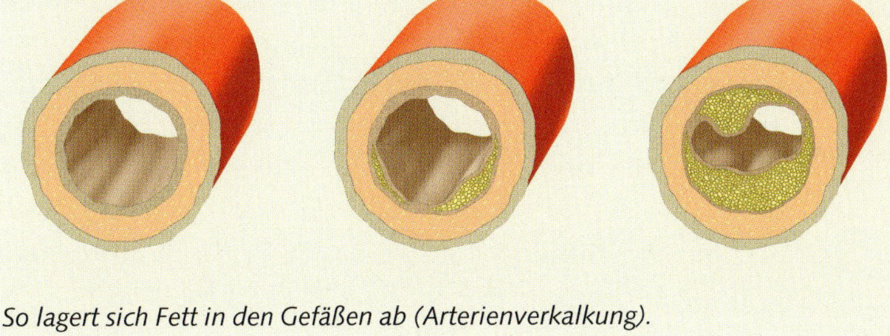

So lagert sich Fett in den Gefäßen ab (Arterienverkalkung).

Wasser – Quelle des Lebens

Wasser ist wohl die wichtigste Quelle des Körpers, um frisch und gesund zu leben. Eine ausreichende Flüssigkeitszufuhr ist für zahlreiche Stoffwechsel- und Zellregenerationsvorgänge enorm wichtig.
Der Darm braucht Wasser, um Ballaststoffe quellen zu lassen und um den Körper zu entgiften. Die Nieren stellen bei Wassermangel ihre Arbeit ein, sie sind am produktivsten, wenn sie mit Wasser gut gespült werden. Trinken Sie daher am Tag mindestens zwei bis drei Liter Flüssigkeit, am besten stilles Mineralwasser, Kräutertee oder verdünnte Obstsäfte. Kaffee, Wein und Bier dürfen Sie ab und zu trinken, doch können Sie diese in der Flüssigkeitsbilanz nicht mit anrechnen. Im Gegenteil, sie benötigen noch Wasser zu ihrer Verstoffwechselung. Experten raten daher, zu jedem Glas Wein und zu jeder Tasse Kaffee mindestens ein Glas Wasser zu trinken.

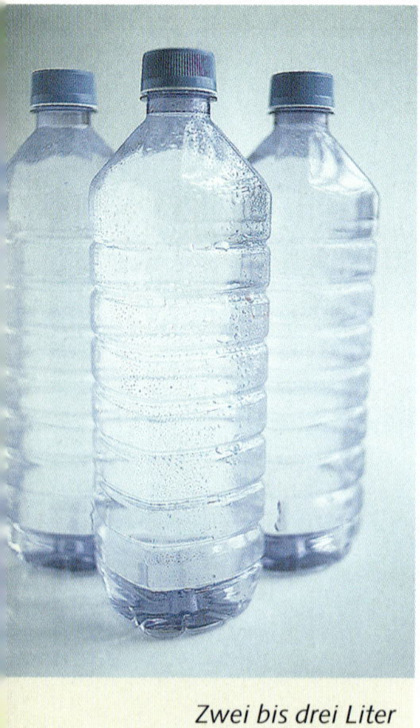

Zwei bis drei Liter Wasser täglich sind ein Muss.

Ausreichend Wasser benötigt der Körper auch zur Entgiftung von Alkoholmolekülen. Zwar enthält Rotwein auch einige positive Substanzen wie das Risveratol und gehört zu einem genussvollen Essen einfach dazu, aber auch hier sollte man sich an die Regel halten, dass Gift eine Sache der Dosierung ist. Der Kater am Morgen danach ist neben der toxischen Wirkung des Alkohols auch auf den Wasserentzug des Gehirns zurückzuführen. Daher lässt sich der Kater etwas milder stimmen, wenn man nach einer durchzechten Nacht, vor dem Schlafengehen, noch eine Flasche Wasser trinkt oder zu jedem Glas Alkohol mindestens das gleiche Volumen an Wasser. Den so genannten Nachdurst sollte man nur mit Wasser stillen, denn Kaffee und Alkohol verstärken die Wirkung des Katers nur.

Kinder haben noch einen gesunden Durst und sind ständig am Trinken, aber je älter wir werden, desto mehr verlieren wir unser Durstgefühl. Bei alten Menschen kommt es daher häufig zu typischen Symptomen einer inneren Vertrocknung. Alte Menschen werden müde, lethargisch und unkonzentriert. Oft würde eine ausreichende Wasserzufuhr die Symptome rasch beheben.

Beugen Sie diesem Prozess vor und trinken Sie. Stellen Sie sich eine Flasche Wasser in Reichweite und nippen Sie bei jeder Gelegenheit am Glas.

Die richtige Zubereitung

Wenn wir mit einem Einkaufskorb mit knackfrischem Gemüse und Obst vom Markt kommen, ist der Korb noch prallvoll mit Vitaminen, Enzymen, Vitalstoffen und hochwirksamen sekundären Pflanzenstoffen. Doch bei der Lagerung und vor allem bei der Zubereitung geht der überwiegende Teil dieser wichtigen Immunstimulanzien verloren.

Ein Blumenkohl verliert beim Kochen die Hälfte seines Selen- und Zinkanteils ans Wasser, das weggeschüttet wird. Der Rest zerkocht teilweise unter der Hitze und kann von unserem Körper nicht mehr genutzt werden. Ebenso geht es den Enzymen, die bereits bei 65 °C ihre Wirksamkeit verlieren. Auch die meisten Vitamine sind nicht temperaturresistent. Nach wie vor besteht daher die Empfehlung der Ernährungswissenschaftler, Obst und Gemüse überwiegend kurz gedämpft oder roh zu verspeisen. Dünsten Sie deshalb das Gemüse mit wenig Wasser und verwenden Sie den Sud weiter, denn in ihm befinden sich wertvolle Mineralien, die nicht weggeschüttet werden sollten.

Das sollten Sie beachten:

- Frische Einkäufe auch frisch zubereiten. Luft und Licht lassen die Lebensmittel schneller welken und oxidieren die Vitamine.
- Essen Sie viel Gemüse mit kräftigen Farben (Ampelfarben), denn die Farbe ist ein Indikator für den Gehalt an Vitalstoffen.
- Gemüse immer im Ganzen waschen, sonst wäscht man die Inhaltsstoffe heraus.
- Salate nicht fertig zubereitet in Tüten oder an der Salatbar im Supermarkt kaufen, da diese durch Licht und Sauerstoff schon viele Inhaltsstoffe verloren haben. Den Salat lieber selber zubereiten und Reste in einer dunklen Dose im Gemüsefach aufbewahren.
- Dünsten Sie Gemüse nur mit wenig Wasser und verwenden Sie einen Deckel.
- Manche Lebensmittel brauchen eine besondere Behandlung, um ihre wertvollen Inhaltsstoffe freizusetzen. Ein spezielles Gemüsekochbuch gibt hilfreiche Tipps für die Zubereitung.

Das sollten Sie wissen:

- Gefrorener Spinat enthält weniger Nitrat als gelagerter.
- Für die Aufnahme von Eisen aus der Nahrung benötigen wir gleichzeitig Vitamin C. Ein Glas Orangensaft zum Frühstück optimiert die Eisenaufnahme.
- Tomaten entwickeln ihre Krebs hemmende Wirkung am besten nach vollständiger Zerkleinerung, zum Beispiel als Püree oder kalte Suppe (Gazpacho).
- Rohe Karotten müssen gleichzeitig mit etwas Öl gegessen werden, um die wertvollen Vitamine aufnehmen zu können.
- Knoblauch muss gehackt zehn Minuten liegen gelassen werden, damit sich seine positive Wirkung entfalten kann.

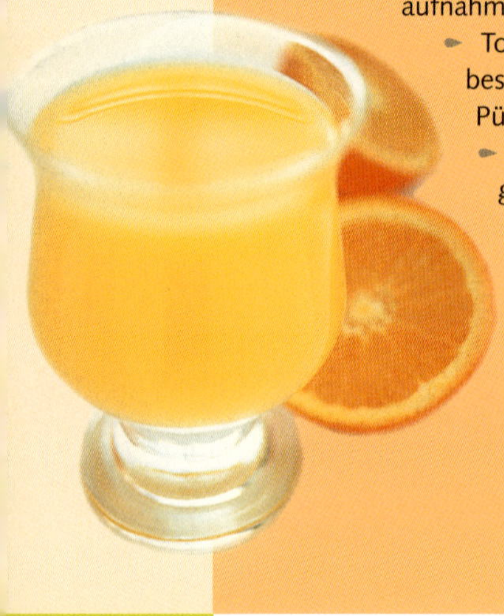

Liebenswerte Untermieter in unserem Bauch

Unser wichtigster Verbündeter für eine intakte, schlagkräftige Abwehr ist der Ort der Nährstoffaufnahme: unser Darm. Er ist unser größtes und schwerstes Immunorgan. Auf rund 300 Quadratmeter Darmoberfläche regelt der Darm die Aufnahme von Nährstoffen, die Abwehr von Feinden und die Ausscheidung von Abfall und Schadstoffen. Über Botenstoffe aus Nervenzellen steht an dieser Stelle im Körper unser Immunsystem in ganz enger Beziehung zu unserem Nerven-»Kostüm«. Der Einfluss von Gefühlen auf die Immun- und Darmfunktion mündet hier. Stress auslösende Darmentzündungen und Durchfälle, aber auch Wohlbefinden und Ruhe entspringen in der »Mitte« unseres Körpers.

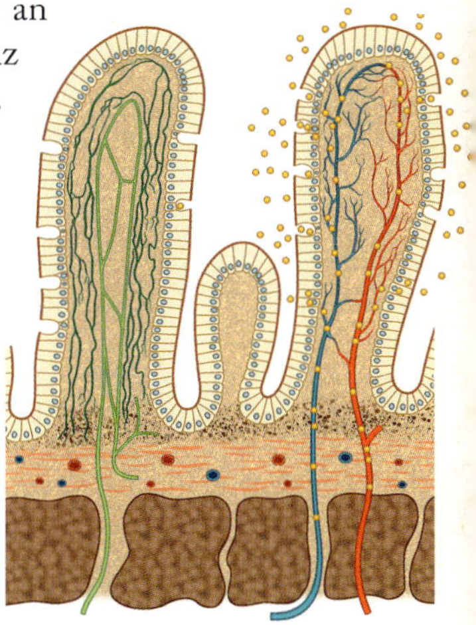

Die Darmzotten sind dicht mit Abwehrzellen besiedelt.

In den unzähligen Hautfalten, den Darmzotten, sitzen, wie Spione, die Abwehrzellen – stets bereit, Alarm zu schlagen, wenn ein Angriff von Viren, Bakterien oder Giftstoffen erfolgt. Die meisten Krankheitserreger werden schon von der aggressiven Magensäure aufgelöst. Vom sauren Milieu des Magens geraten die Keime in die andere Extremsituation, in das basische Darmmilieu. Im Darm schlägt den Erregern dann noch eine zweite Angriffswelle entgegen – die heimischen Bakterien der Darmflora, die sich wie ein dichter, gepflegter englischer Rasen auf der Darmoberfläche angesiedelt haben. Sie verwehren den Eindringlingen den Platz zum Niederlassen und Ausbreiten. Diese Darmflora besteht aus unzähligen miteinander lebenden Bakterienkulturen. Von dieser freundlichen Besiedlung profitieren wir, denn die Bakterien übernehmen viele Abwehr- und Verdauungsauf-

Antibiotika

Wenn krankheitserregende Keime Komplikationen hervorrufen, müssen diese mit einem Antibiotikum behandelt werden. Antibiotika vernichten die Bakterien, die ihnen begegnen, und unterscheiden dabei nicht zwischen Freund und Feind. Daher sind Durchfall und ein Pilzbefall der Genitalschleimhaut oft Nebenwirkungen einer Antibiotikatherapie. Helfen Sie Ihrem Körper dabei, schnell wieder eine funktionierende, schützende Bakterienflora aufzubauen, indem Sie direkt nach Abschluss der Antibiotikatherapie dem Körper Milchsäurebakterien zuführen. Vor Pilzbefall im Genitalbereich schützen diese Milchsäurebakterien ebenfalls. Sie können mehrmals täglich Joghurt wie eine Creme direkt auf die Schleimhaut auftragen oder mit Joghurt getränkte Tampons verwenden.

Die Entscheidung, ob ein Antibiotikum benötigt wird oder nicht, muss sehr sorgfältig vom Arzt getroffen werden, um der schon sehr weit fortgeschrittenen Entwicklung von Resistenzen (Unempfindlichkeit der Bakterien gegen bestimmte Antibiotika) entgegenzuwirken. Durch den massenhaften Einsatz von Antibiotika in der Vieh- und Fischzucht gelangen diese in den Nahrungskreislauf. Es gibt schon zahlreiche so genannte Hospitalkeime in Krankenhäusern, gegen die es kein wirksames Antibiotikum mehr gibt. Eine solche Infektion innerhalb einer Klinik kann tödlich enden.

gaben. Eine ballaststoffarme Mangelernährung sowie die Einnahme von einigen Medikamenten, wie etwa Antibiotika, stören diese natürliche Besiedelung. Milchsäurebakterien aus probiotischen Milchprodukten überstehen die Magensäure und siedeln sich im Darm wieder an.

Mehrere Studien haben den positiven Effekt dieser Lebensmittel auf die Darmflora bestätigt. Doch auch die in herkömmlichen Joghurtsorten vorkommenden Milchsäurebakterien helfen dem Darm und damit dem Immunsystem nachweislich. Joghurt sollte daher ein fester Bestandteil Ihrer Ernährung sein. Wenn Sie aber eine Milcheiweißallergie haben oder Joghurt einfach nicht mögen, dann stehen Ihnen probiotische Präparate (Bactoflor®, Symbioflor®) sowie andere Lebensmittel zur Verfügung, die einen hohen Anteil an natürlichen Milchsäurebakterien haben, wie etwa das Sauerkraut. Das Sauerkraut muss allerdings roh gegessen werden, da die aktiven Bakterien durch das Erhitzen abgetötet werden. Wem kaltes Sauerkraut dann doch eine Spur zu heftig ist, kann auch beim Bäcker oder im Reformhaus Brottrunk kaufen. Dieser Saft wird aus von Milchsäure vergorenem Brot hergestellt. Milchsäurebakterienhaltige Lebensmittel sollten Sie aber möglichst täglich in Ihren Speiseplan mit einbauen.

Vitamine und Co. – Was so in unseren Lebensmitteln steckt

Unsere Ernährung setzt sich aus dem Verhältnis der Gesamtmenge an Kohlenhydraten, Eiweiß und Fett zusammen. Daneben bestimmt die Zusammensetzung an Wirkstoffen, wie etwa Mineralien, Vitaminen, Spurenelementen, Ballaststoffen und sekundären Pflanzenstoffen die Qualität und die Wirkung der Nahrung auf Körper und Immunsystem.
Sie brauchen keine spezielle Diät, um schlank, vital und gesund zu bleiben. Wenn Sie täglich mit Genuss essen – abwechslungsreich, ausgewogen und fettarm – sich dazu moderat bewegen, kann Ihr Körper aus der Vielfalt der ihm angebotenen Nährstoffe auswählen. Dann lagert Ihr Körper keine überflüssigen Kalorien und Schlacken ein und Ihr Immunsystem kann optimal arbeiten. Da unsere Lebensmittel in vielen Fällen immer weniger essentielle Mineralien und Vitamine enthalten, sollten Sie Ihre Depots mit speziellen Nahrungsergänzungsmitteln auffüllen. Versuchen Sie aber möglichst, den Bedarf dieser Stoffe durch frische Lebensmittel zu decken. Deshalb heißen die Nahrungsergänzungsmittel ja auch nicht Nahrungsersetzungsmittel, denn viele Wirkstoffe können nur in einer bestimmten Kombination ihre positive Wirkung entfalten. Es reicht daher nicht, eine Kiwi auf ihren Vitamin-C-Gehalt zu reduzieren und statt dessen ein Vitamin-C-Präparat einzunehmen, denn in dieser Frucht stecken noch unzählige Sekundäre Pflanzenstoffe und viele ballaststoffreiche Fasern.

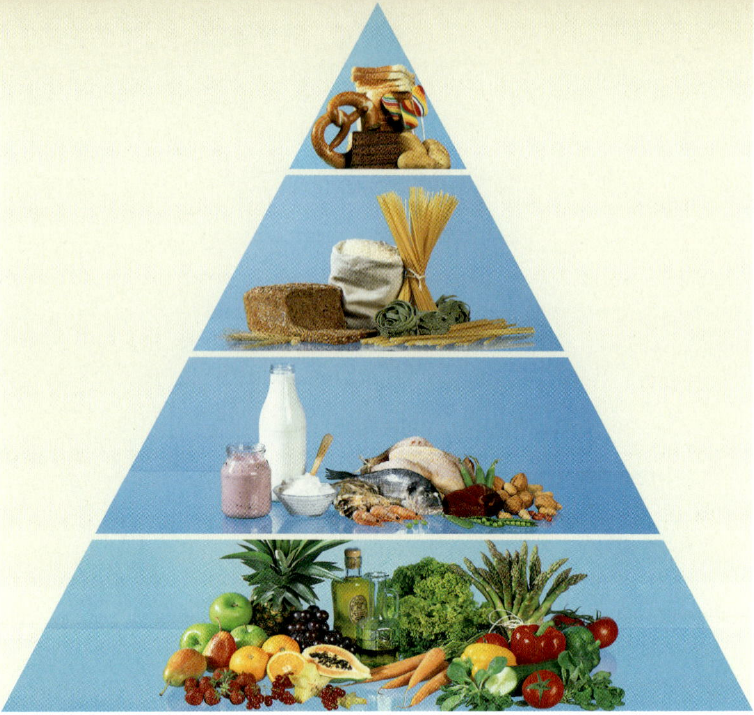

Die Ernährungspyramide: Viel Gemüse, Obst und pflanzliche Öle sollten die Basis unserer Ernährung sein.

Vitalstoffe

Unsere Ernährung entscheidet nicht nur über unsere Sättigung, sondern auch über unser Wohlbefinden. Denn unsere Gesundheit, unser Immunsystem und damit auch unser subjektiv empfundenes Lebensgefühl wird mitbestimmt von der Aufnahme der höchst wirksamen Mikronährstoffe wie Vitamine, Mineralien und Sekundärer Pflanzenstoffe. Je abwechslungsreicher und qualitativ hochwertiger unsere Ernährung ist, umso mehr decken wir unseren Bedarf an wirksamen Stoffen. Obwohl sie in der Nahrung nur im Milligrammbereich vorkommen, sind sie für unseren Stoffwechsel von größter Bedeutung. Sie beeinflussen das Immunsystem und die Regeneration sowie den Aufbau von Körperzellen.

Die meisten Vitamine und Mineralien können nicht vom Körper hergestellt werden und müssen daher über die Nahrung aufgenommen werden. Eine vollwertige, ausgewogene Ernährung mit viel Obst und Gemüse, frischer Milch und hochwertigen Fetten garantiert die Versorgung des Körpers mit den lebensnotwendigen Vitaminen, Mineralien und Spurenelementen. Doch in stressigen Zeiten, bei hohem Nikotin-, Alkohol- oder Kaffeegenuss, beginnenden Erkältungskrankheiten oder Mangelernährung haben wir einen erhöhten Bedarf an diesen Vitalstoffen. Ein Mangel schlägt ganz schnell auf das empfindliche System der Abwehr.
Stärken Sie daher Ihren Körper, indem Sie ihm alle Stoffe in ausreichender Menge zur Verfügung stellen.

Vitamine – Katalysatoren für Ihre Gesundheit

In den Vitaminen steckt das Leben wörtlich drin (vita = lat. Leben). Denn die Vitamine sind für unsere gesamten Stoffwechsel- und Zellvorgänge lebensnotwendig. Unser Körper kann nur ein Vitamin selbst herstellen, das Vitamin D. Alle anderen Vitamine müssen über die Nahrung aufgenommen werden. Deshalb liegt es in Ihrer Hand, Ihren Körper und Ihr Immunsystem mit biologisch hoch aktiven Rohstoffen zu Höchstleistungen anzutreiben und Ihre Selbstheilungskräfte von innen heraus zu stärken. Vitamine beschleunigen die meisten Stoffwechselvorgänge im Körper – bereits ein kleiner Mangel an Vitaminen verlangsamt die Aktivität des gesamten Stoffwechsels und damit auch Ihres Immunsystems. Tanken Sie daher den ganzen Tag »Super« und unterstützen Sie Ihre Selbstheilungskräfte, indem Sie möglichst viele vitaminhaltige Produkte zu sich nehmen. Fünfmal täglich Obst und Gemüse sichert meist eine ausreichende Vitaminzufuhr. Rauchen, Stress, Mangelernährung, intensives Sonnenbaden oder schwere körperliche oder auch intensive geistige Arbeit sind jedoch

Tipps für Ihre Vitaminversorgung

- Kaufen Sie keine vorgefertigten Salate aus der Salatbar. Sauerstoff und Licht zerstören innerhalb kürzester Zeit die Vitamine.
- Obstschalen sind zwar sehr dekorativ, kosten aber das darauf liegende Obst täglich etwa die Hälfte an Vitamin C. Lagern Sie das Obst daher lieber im Gemüsefach des Kühlschranks und essen es möglichst rasch auf.
- Kaufen Sie auf dem Wochenmarkt ein, wo meist regionale Produkte angeboten werden, oder greifen Sie zu Tiefkühlgemüse, das meist vitaminreicher ist als lang gelagertes Gemüse, da es direkt nach der Ernte eingefroren wurde.
- Die meisten Vitamine zerstören wir allerdings selbst bei der Zubereitung. Beim Kochen geht das verloren, was nach Lagerung, Waschen und Schneiden noch übrig geblieben ist. Dünsten Sie Ihr Gemüse nur kurz. Ideal ist auch das kurze Anbraten von Gemüse, wie es in der asiatischen Küche üblich ist.
- Trinken Sie zusätzlich Obst oder Gemüsesäfte und nehmen Sie in Krisenzeiten Produkte aus der Apotheke zu sich, um Ihren Körper optimal mit allen lebensnotwendigen Vitaminen zu versorgen.

wahre Vitaminkiller. Setzen Sie die Vitamine, die Ihnen die Natur bietet, deshalb gezielt ein, und greifen Sie aus dieser Naturapotheke das für Sie Passende heraus.
Wasserlösliche Vitamine kommen in Obst, Gemüse und Getreideprodukten vor und fettlösliche in Nüssen, Pflanzen- und Fischölen. Neben Vitaminen aus dem Pflanzenreich benötigen wir auch tierische Vitaminlieferanten. Die Vitamine A und B_{12} können wir nur mit tierischer Nahrung aufnehmen, daher sollten Vegetarier zumindest ab und zu Milchprodukte und Eier auf ihrem Speiseplan dulden. So unterschiedlich die einzelnen Vitamine in ihrer Funktion für unseren Organismus eingesetzt werden, so sind sie in einem alle gleich: nämlich empfindlich gegen Hitze, Sauerstoff und UV-Licht. Lange transportierte, verpackte, gelagerte und erhitzte Lebensmittel haben daher wesentlich weniger Vitamine als frisch geerntete und roh verzehrte Produkte. Versuchen Sie daher, möglichst kurze Transport- und Lagerzeiten zu erreichen, indem Sie heimische Produkte auf dem Wochenmarkt kaufen. Bei ihnen ist der Transportweg vom Standort, also von der Erde, auf den Tisch am kürzesten.

tamin	Empfohlene Tagesdosis	Natürlich enthalten in folgenden Lebensmitteln	So viel müssten Sie essen, um den Tagesbedarf zu decken	Stärkt folgende Körperfunktionen
itamin C scorbin-ure)	100 mg	Orange Brokkoli Kohlrabi Erdbeere Kiwi rote Paprika	200 g 160 g 150 g 150 g 140 g 70 g	• wirkt antioxidativ gegen Radikale • ist an rund 15 000 Stoffwechselvorgängen beteiligt. • unterstützt die Produktion von Kollagen für Bindegewebe, Haut und Knochen • fördert die Eisenaufnahme • aktiviert die Folsäure • aktiviert die Entgiftung der Leber von Schadstoffen aus dem Blut • bindet Schwermetalle • verhindert die Bildung von Krebs erregenden Nitrosaminen
itamin A etinol) itamin A us der orstufe arotin ewonnen	0,8–1,0 aus 1 mg Beta-Karotin kann der Körper ca. 262 Mikrogramm Vitamin A herstellen	Camembert Butter Aprikose, frisch Feldsalat Grünkohl gekochter TK-Spinat Mohrrübe Möhrensalat, gegart mit Öl	220 g 130 g 270 g 130 g 120 g 90 g 50 g	• sorgt für eine intakte Schleimhaut • wichtig für die Sehkraft des Auges • aktiviert die Produktion von Geschlechtshormonen • wirkt gegen Tumorzellen • aktiviert die Produktion von Fresszellen, Killerzellen und Antikörpern

Vitamin	Empfohlene Tagesdosis	Natürlich enthalten in folgenden Lebensmitteln	So viel müssten Sie essen, um den Tagesbedarf zu decken	Stärkt folgende Körperfunktionen
Vitamin E (Tocopherol)	12 mg	Himbeeren Wirsingkohl Sojawurst Schwarzwurzel Haselnuss Mandeln Sonnenblumenöl Weizenkeimöl	1300 g 470 g 320 g 180 g 50 g 50 g 20 g 10 g	➨ wirkt antioxidativ gegen Radikale ➨ schützt die Fettsäuren der Körperzellen, fetthaltigen Hormone, den fetthaltigen Schutzfilm der Nerven ➨ schützt die Immunzellen ➨ Baustein vieler Stoffwechselenzyme ➨ aktiviert und stärkt das Immunsystem durch eine Ankurbelung der Produktion von Immunbotenstoffen und Immunzellen
Vitamin B_1 (Thiamin)	1.0 mg	TK-Erbsen ungeschälter Reis Haferflocken mageres Schweinefleisch Sojamehl Sonnenblumenkerne Bierhefe	510 g 220 g 170 g 110 g 80 g 50 g 10 g	➨ besonders wichtig für den Kohlenhydratstoffwechsel ➨ Energielieferant für Nerven und Muskeln ➨ aktiviert die Bildung von Neurotransmittern

tamin	Empfohlene Tagesdosis	Natürlich enthalten in folgenden Lebensmitteln	So viel müssten Sie essen, um den Tagesbedarf zu decken	Stärkt folgende Körperfunktionen
itamin B_2 ℩iboflavin)	1,5–1,8 mg	Mandeln Champignons Hartkäse Camembert Hühnerbrust Bierhefe	194 g 307 g 240 g 231 g 200 g 40 g	➼ wichtiger Stoffwechselfaktor ➼ Energielieferant ➼ stärkt die Nervenhülle ➼ aktiviert die Zellatmung
itamin B_6 ᵓyridoxin)	1,2–1,6 mg	Bananen Reis, parboiled Weizen, Vollkornmehl Huhn Reis, ungeschält Hirsekörner, geschält Sardine Lachs	320 g 300 g 260 g 220 g 180 g 160 g 130 g 120 g	➼ ist am Ab- und Aufbau aller Eiweiße im Körper beteiligt und stärkt daher das Immunsystem ➼ aktiviert Neurotransmitter ➼ steigert den Muskelaufbau ➼ baut Homocystein ab und schützt so vor Herzinfarkten
olsäure Vitamin $_9$, Folat)	400 µg Schwangere mind. 600 µg	Blattspinat, frisch Rote Rübe Fenchel Mungobohne Bierhefe	500 g 430 g 400 g 80 g 15 g	➼ senkt den Homocysteinspiegel im Körper und senkt so das Risiko für Herzinfarkt, Missbildung und Frühgeburt ➼ ist bei allen Prozessen beteiligt, bei denen schnelle Regeneration nötig ist, wie an den Schleimhäuten oder bei der Blutbildung sowie in der Schwangerschaft

Vitamin	Empfohlene Tagesdosis	Natürlich enthalten in folgenden Lebensmitteln	So viel müssten Sie essen, um den Tagesbedarf zu decken	Stärkt folgende Körperfunktionen
Vitamin B_{12}	3 µg	Frischkäse Rinderfilet Miesmuschel Auster	250 g 100 g 60 g 35 g	▸ wichtige Funktionen im Nervensystem, bei der Blutbi dung und der Regeneration der Schleimhäute ▸ Vitamin B_{12} wird nur von Bakterien gebildet und reiche sich in tierischen Produkten ur mikrobiell hergestellten Leben mitteln wie Sauerkraut an ▸ bei vegetarischer Ernährur sollte man daher ein Vitamin-B_{12}-Präparat zusätzlich einnehmen
Vitamin K (Phyllochinon)	60–80 µg	Kopfsalat Brunnenkresse Spinat Rosenkohl Grünkohl Sauerkraut	55 g 25 g 20 g 15 g 10 g 5 g	▸ ist besonders für die Blutgerinnung notwendig ▸ ein durch die Nahrung bedingter Vitamin-K-Mangel ist selten, da selbst bei mangelnder Zufuhr der notwendige Grundbedarf durch die Darmflora gedeckt wird. Mangelzustände können allerdings nac längerer Antibiotikatherapie auftreten.

Mineralstoffe –
die Riesen unter den Mikronährstoffen

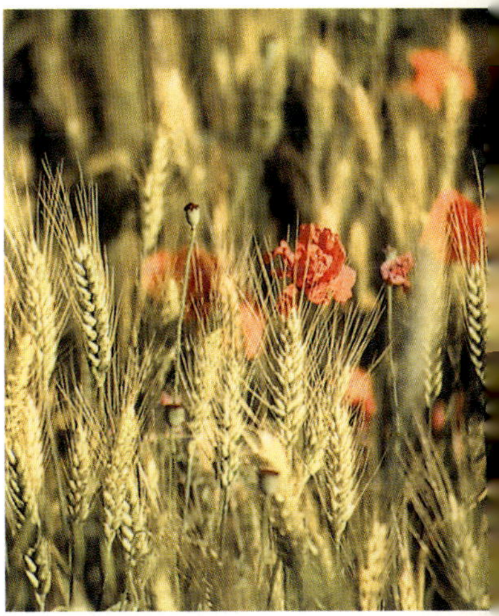

In den Schalen der Getreidekörner stecken viele Mineralien und Spurenelemente – im weißen Mehl nicht mehr.

Mineralstoffe beeinflussen unzählige Körperfunktionen und sind gerade auch für das Immunsystem von größter Bedeutung. Sie werden bei Aufbauprozessen und im Stoffwechsel des Menschen zwar nur in geringen Mengen gebraucht (Spurenelemente), führen aber bei einem Mangel schnell zu verschiedenen Störungen des Stoffwechsels. Die ersten Symptome einer Stoffwechselstörung sind oft diffus wie etwa Müdigkeit, Nervosität und Konzentrationsprobleme. Meist kann man diesen Mangel mit einer mineralhaltigen Kost, die einen hohen Anteil an Gemüse und Vollkorngetreideprodukten besitzt, oder mit der Einnahme von Mineralpräparaten schnell beheben. Über Jahre hinweg kann sich ein ständiger Mangel aber in chronischen Stoffwechselproblemen manifestieren. Die meisten Mineralien vernichten wir bei der Zubereitung der Speisen leider selber. Geschältes Getreide, wie Weizenmehl oder weißer Reis, enthält kaum noch Mineralien und Vitamine. Die wertvollsten Inhaltsstoffe wurden bei der Produktion sehr wirkungsvoll entfernt, zusätzlich gehen die meisten Mineralien ins Kochwasser und sind so ebenfalls verloren. Daher gilt auch hier die Empfehlung, Gemüse möglichst roh oder kurz gedämpft zuzubereiten und viele Vollkorngetreideprodukte zu essen.

Für die Mineralstoffversorgung ist nicht nur die Quantität des Mineralstoffs allein entscheidend, da die Menge, die aufgenommen werden kann, stark von der Struktur des Mineralstoffes im Lebensmittel und von der Zusammensetzung der Nahrung abhängt.

Mineral	Empfohlene Tagesdosis	Natürlich enthalten in folgenden Lebensmitteln	So viel müssten Sie essen, um den Tagesbedarf zu decken	Stärkt folgende Körperfunktionen
Calcium	1000–1200 mg	Kuhmilch Grünkohl Pyrenäenkäse, 50 % Fett Gauda, 48 % Fett Bergkäse, 45 % Fett Parmesan, 32 % Fett	820 g 565 g 120 g 100 g 90 g 70 g	➼ ist für den Aufbau und Erhalt der Knochen und Zahnsubstanz notwendig ➼ reguliert die Blutgerinnung ➼ erhöht die Reizleitung der Nerven
Eisen	10–15 mg	Schweinefleisch Rindfleisch Filet Spinat Haferflocken Erbsen	605 g 450 g 400 g 220 g 200 g	➼ 70 % des Eisens ist bei uns im Körper in den roten Blutkörperchen gespeichert ➼ Eisen ist daher lebensnotwendig für die Sauerstoffversorgung der Zellen und die Bildung von roten Blutkörperchen ➼ Fresszellen des Immunsystems benötigen Eisen für die Abwehr ➼ ist bei der Bildung von Antikörpern beteiligt ➼ beschleunigt die Immunreaktion

Mineral	Empfohlene Tagesdosis	Natürlich enthalten in folgenden Lebensmitteln	So viel müssten Sie essen, um den Tagesbedarf zu decken	Stärkt folgende Körperfunktionen
Kalium	2000–3500 mg	Salzkartoffeln Kohlrabi Banane Blattspinat Fenchel Forelle Trüffel Sojabohne	1047 g 920 g 890 g 890 g 800 g 709 g 700 g 200 g	➸ stärkt die Erregbarkeit der Zellen ➸ reguliert die Wasserversorgung der Zellen ➸ Mangel führt zu Muskelschwäche, Verstopfung und Herz-Rhythmus-Störungen
Magnesium	300–350 mg	Seezunge Vollkornbrot Blattspinat Haferflocken Naturreis Hirse Sojabohne Sonnenblumenkerne	700 g 554 g 534 g 223 g 220 g 180 g 160 g 78 g	➸ beteiligt beim Aufbau von Muskeln und Sehnen ➸ schützt gegen Stress und kann Schäden am Herzen mindern ➸ mindert PMS und Wadenkrämpfe ➸ hilft bei Migräne ➸ hemmt die Freisetzung von Adrenalin und erhöht die Durchblutung der Muskeln
Phosphor	700–1200mg	Sojabohnen Bergkäse Schmelzkäse Kürbiskerne	140 g 100 g 90 g 70 g	➸ beteiligt am Aufbau von Knochen ➸ Bestandteil des Zellkerns ➸ wichtig für die Energiegewinnung

Spurenelement	Empfohlene Tagesdosis	Natürlich enthalten in folgenden Lebensmitteln	So viel müssten Sie essen, um den Tagesbedarf zu decken	Stärkt folgende Körperfunktionen
Zink	7,0–10 mg	Zuckermais Vollkornbrot Sojaeiweiß Hartkäse Pfifferling Weizenkeime	660 g 290 g 160 g 140 g 120 g 58 g	– Bestandteil einer gar Reihe von Enzymen – stabilisiert die Zellme – stärkt das Immunsys indem es die Bildung u Entwicklung der Immu beschleunigt – verhindert, dass sich Erkältungsviren an den Schleimhäuten einniste – an Bildung von Horn beteiligt – verbessert die Wundh
Jod	150–200 µg	Rotbarsch Garnelen Seelachs Scholle Schellfisch	200 g 153 g 100 g 90 g 80 g	– bildet und aktiviert V stufen der Schilddrüsen mone, die wichtige Stof wechselvorgänge reguli
Selen	50–70 µg	Rinderfilet Scholle Kohlrabi Weizenkeime Steinpilz Kokosnussfleisch	200 g 150 g 140 g 63 g 38 g 1 g	– Entgiftungsenzym – hilft dem Körper, Frei Radikale abzubauen – bindet Schwermetalle – Vitamin E und Selen u stützen sich gegenseitig – stärkt die Abwehrkrä – aktiviert Botenstoffe (z.B. Serotonin)

Das beste Beispiel liefert dafür die Aufnahme von Eisen aus der Nahrung, das wir aus pflanzlichen Quellen (z. B. Vollkorngetreideprodukte, wie Müsli) sehr viel schlechter aufnehmen können als aus tierischen Quellen. Vitamin C sorgt für eine bessere Eisenaufnahme. Wenn Sie beispielsweise zum Essen ein Glas Orangensaft trinken, verdreifacht sich die Eisenaufnahme. Auch Paprikaschoten bewirken Ähnliches.

Sekundäre Pflanzenstoffe

Neben der Erkenntnis, dass Vitamine und Mineralien unser Wohlbefinden und unsere Gesundheit maßgeblich beeinflussen, rückt in letzter Zeit eine weitere Substanzgruppe aus der Nahrung in den Fokus der Forscher: Sekundäre Pflanzenstoffe heißt das neue Zauberwort der wissbegierigen Wissenschaftler. Sie unterstützen unser Immunsystem aktiv und stärken den natürlichen Schutzwall unserer Abwehr.

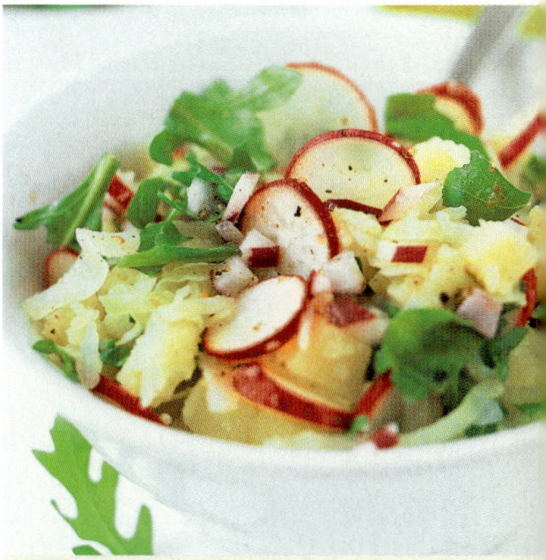

Besser als jede Vitamintablette: Vitamine, Mineralien, Spurenelemente und Sekundäre Pflanzenstoffe aus frischem Gemüse.

Obwohl diese Pflanzeninhaltsstoffe als sekundär, also zweitrangig, bezeichnet werden, stehen sie ganz vorn im Rampenlicht der Forschung. Denn die Sekundären Pflanzenstoffe halten uns jung, fit, gesund und vital. Diese Stoffe lassen sich nicht so einfach aus ihrem natürlichen Umfeld katapultieren wie die Vitamine, die isoliert wirken. Immer mehr setzt sich die Erkenntnis durch, dass erst die natürliche Kombination von Vitaminen, Mineralien, Spurenelementen und Sekundären Pflanzenstoffen die eigentliche, gesundheitsfördernde Wirkung unserer Nahrung ausmacht. Zu den Sekundären Pflanzenstoffen gehören unzählige Substanzen, wie die Carotinoide, zum Beispiel das Beta-Carotin (die Vorstufe des Vitamin A), das den Produkten ihre leuchtende Farbe gibt, sowie Phenole, Flavonoide, Sulfide oder auch Terpene, die zum Beispiel dem Kümmel seinen aromatischen Duft bescheren.

Wissenschaftler schätzen, dass nach heutigem Wissensstand etwa 10 000 Einzelsubstanzen zu der großen Gruppe der Sekundären Pflanzenstoffe gehören. Eine Tablette kann daher wohl kaum diese Wirkstoffdichte in sich vereinen. Essen Sie lieber viel frisches Obst und Gemüse, damit Sie auch die Sekundären Pflanzenstoffe mit aufnehmen. In der folgenden Tabelle stellen wir die wichtigsten Vertreter dieser Wirkstoffgruppe vor, mit ihrer Wirkung und den Obst- und Gemüsesorten, in denen sie reichhaltig vorkommen.

Sekundäre Pflanzenstoffe	Wirkung	Vorkommen
Carotinoide	➨ Pflanzenfarbstoff ➨ blockieren schädliche UV-Strahlung in der Haut ➨ schützen vor Freien Radikalen ➨ stimulieren die Bildung von aktiven Killerzellen ➨ steigern die Zahl der T- Helferzellen ➨ Vorstufe des Vitamin A	Dill Feldsalat Grünkohl Möhre Kürbis Paprika Petersilie Spinat Wirsing
Saponine	➨ wirken cholesterinsenkend (Saponine durchlaufen unverdaut den Magen-Darm-Trakt und binden Cholesterin)	Hülsenfrüchte Knoblauch Sojabohne

Sekundäre Pflanzenstoffe	Wirkung	Vorkommen
	▸ antikarzinogen (helfen der Darmschleimhaut, sich zu regenerieren) ▸ aktivieren die T-Lymphozyten ▸ wirken entzündungshemmend	Spinat Bohnen Kichererbsen
Glucosinolate	▸ antikarzinogen ▸ antimikrobiell	Gartenkresse Kohlrabi Rosenkohl Meerrettich
Phytosterine	▸ antikarzinogen ▸ cholesterinsenkend	Brokkoli Blumenkohl Rosenkohl Gurke Zwiebeln
Polyphenole (Phenolsäuren und Flavonoide)	*Phenolsäure:* ▸ antikarzinogen, antimikrobiell ▸ antioxidativ (Schutz vor Freien Radikalen) *Flavonoide:* ▸ beeinflussen zahlreiche Stoffwechselfunktionen ▸ verhindern die Entstehung von Tumorzellen ▸ antioxidativ ▸ immunmodulierend ▸ hemmen Entzündungsprozesse	Grünkohl Weizenvollkorn Radieschen Weißkohl Kirschen Schwarze Johannisbeere Tomate Paprika

Sekundäre Pflanzenstoffe	Wirkung	Vorkommen
Phytoöstrogene	➸ wirken ähnlich wie menschliche Östrogene, aber viel schwächer ➸ wirken daher Klimakteriumsbeschwerden entgegen ➸ antioxidative Wirkung	Soja Tofu Sojasoße Tempeh Leinsamen Weizenkleie Roggenmehl
Protease-Inhibitoren	➸ antikarzinogene Wirkung auf Zellen des Darms ➸ puffern aggressive Sauerstoffverbindungen	Sojabohne Erbse Erdnuss
Terpene	➸ steigern die Aktivität von Entgiftungsenzymen in der Leber und im Darm	Kartoffel Limone Kümmel Pfefferminze
Sulfide	➸ antimikrobiell (wirken auch gegen Würmer, Pilze und Viren) ➸ Antioxidans, Radikalfänger ➸ aktivieren Immunreaktionen ➸ stärken die Darmperistaltik ➸ senken Cholesterinspiegel und Blutdruck ➸ beugen Magen- und Brustkrebs vor	Knoblauch Bärlauch Lauch Zwiebel

Ballast für den Darm beschleunigt die Entschlackung

Als Ballaststoffe bezeichnet man die unverdaulichen Pflanzenfasern und Quellstoffe aus Gemüse, Obst und Getreide. Wenn sie gleichzeitig genügend Wasser aufnehmen, quellen diese Pflanzenfasern auf und bilden eine Art Puffer. Giftstoffe gelangen so gar nicht erst an die Darmzellen und können schneller ausgeschieden werden. Eine ballaststoffarme Ernährung kann nachweislich sogar die Entstehung von Darmentzündungen und Krebs begünstigen. Der aufgequollene Nahrungsbrei regt die Darmperistaltik an, diesen schneller hinauszubefördern. Zudem binden die Ballaststoffe direkt die Schadstoffe wie ein Schraubstock an sich und lassen diese nicht wieder los. Die Schadstoffe können daher nicht mehr vom Blut aufgenommen werden. Ohne in den Blutkreislauf zu gelangen, werden sie ausgeschieden.

Wissenschaftler gehen davon aus, dass eine ballaststoffreiche Ernährung das Risiko einer Krebserkrankung des Dickdarmes um bis zu 40 Prozent senken kann.

Wichtig für die Entfaltung des gesamten positiven Spektrums der Ballaststoffe ist die mechanische Zerkleinerung bei der Nahrungsaufnahme und die ausreichende Flüssigkeitszufuhr. Denn je besser die Nahrung zerkaut wurde und quellen kann, desto größer ist die Oberfläche der aufgenommenen Ballaststoffzellen und desto besser können sie ihre Wirkung gegen die Schadstoffe im Darm entfalten und die Darmperistaltik anregen.

Lebensmittel mit einem hohen Ballaststoffanteil

Tagesbedarf etwa 30 g

Lebensmittel	Deckt ca. den Tagesbedarf
Weiße Bohnen	400 g
Rosenkohl	660 g
Haferflocken	300g
Mandeln	300 g
Blumenkohl	1000 g
Möhren	1000 g
Brokkoli	1000 g
Heidelbeeren	600 g
Vollkornnudeln	660 g

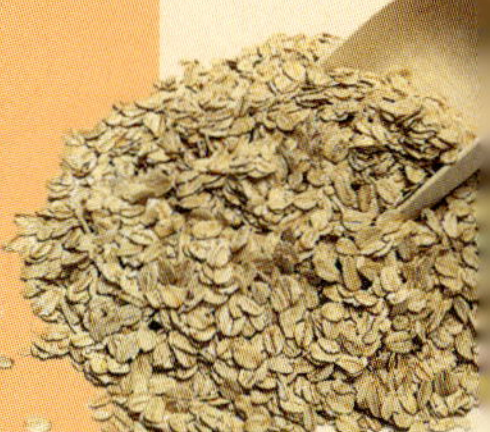

Enzyme – Kraftstoff für die Fresszellen

Ebenso wie Vitamine sind auch Enzyme an der Abwehr beteiligt. Der exakte Wirkmechanismus der Enzyme ist noch nicht vollkommen erforscht. Als gesichert gilt aber, dass Enzyme die Aktivität der Fresszellen etwa um das 10 fache steigern können. Die meisten Enzyme brauchen aber bei ihrer Arbeit starke Partner, so genannte Co-Enzyme, zum Beispiel das Co-Enzym Q 10. Die meisten Lebensmittel wie frisches Obst und Gemüse enthalten genau die richtige Kombination aus Co-Enzymen und Enzymen, so dass mit einer ausgewogenen Ernährung unser Bedarf gedeckt ist. In stressigen Zeiten, bei Entzündungen, Verletzungen oder während der Erkältungszeit, sollte man jedoch vermehrt enzymreiche, frische Lebensmittel essen. Drei für die Aktivität unserer Abwehrkräfte besonders wichtige Enzyme kommen vermehrt in tropischen Früchten vor.

- Die Ananas ist randvoll mit Bromelein, einem Eiweiß spaltenden Enzym, das den Abtransport von Abfallprodukten aus dem Körper anregt.
- Die Papaya enthält das Power-Enzym Papain, das aus der Nahrung Eiweiß aufspalten und so für den Körper verwertbar machen kann.
- Die Vitalbombe Kiwi enthält neben reichlich Vitamin C das Eiweiß spaltende Enzym Acinidin und unterstützt das Immunsystem, indem es die Fresszellen aktiviert.

Schlemmen Sie sich fit

Die folgenden Lebensmittel enthalten einen außergewöhnlich hohen Anteil an Sekundären Pflanzenstoffen, Vitaminen, Spurenelementen und Mineralien. Sie sollten sie deshalb häufig essen.

Die Top Ten des Health Food

Kiwi: Die Vitamin-C-Bombe

Top: Bereits zwei Kiwis decken den gesamten Vitamin-C-Tagesbedarf von 150 mg.

Die exotische Pflanze ist ganz schnell in unseren Geschäften heimisch geworden. Die pelzige, kompakte Frucht hat den höchsten Vitamin-C-Gehalt aller Zitrusfrüchte. Für Ihre Abwehr brauchen Sie deshalb nicht in die saure Zitrone zu beißen, sondern können besser diese leckere Frucht naschen.

Brokkoli: Eliminiert Tumorzellen

Top: Die Sekundären Pflanzenstoffe im Brokkoli regen die Bildung von Antitumorenzymen an, die Krebszellen am Wachstum hindern. Sie verstärken die Bildung bestimmter Entgiftungsenzyme und schützen vor Freien Radikalen. Freie Radikale sind sehr aggressive, zellschädigende Sauerstoffverbindungen, die bei vielen Stoffwechselprozessen und durch Umweltgifte entstehen. Sie schädigen die Zellmembran sowie das Erbgut und lösen durch ihren »oxidativen Stress« sogar Krebs aus. Zudem kann der Verzehr gegen den Befall mit dem Bakterium Helicobacter im Magen helfen. Generell haben alle Kohlsorten einen immunstärkenden Effekt und enthalten unzählige Sekundäre Pflanzenstoffe mit möglicher Krebsschutzwirkung. Da vor allem beim Einfrieren von Kohl ein Großteil der empfindlichen Inhaltsstoffe verloren geht, sollten Sie lieber jahreszeitlich die angebotenen Kohlsorten wechseln, als zu Tiefkühlware zu greifen. (Einzige Ausnahme beim Einfrieren bildet der Spinat, der durch das Einfrieren unmittelbar nach der Ernte sogar mehr Carotinoide, Vitamin C und Folsäure enthält als die im Supermarkt angebotene Ware. Zudem enthalten die frischen Blätter nach langer Lagerung vermehrt Nitrite. Nitrit ist die Vorstufe von Nitrosamin, das krebserregend wirkt.)

Petersilie: Nicht nur Dekoration

Top: Die feingliedrige Pflanze ist viel mehr als nur ein schmackhaftes Gewürz oder eine aparte Tellerdekoration. Denn dieses Kraut hat eine Dreifachkombination von Beta-Carotin, Folsäure und Vitamin C in sich, die antioxidativ wirkt und Zellen und Zellkerne vor Freien Radikalen schützt. Das relativ stabile Beta-Carotin ist, ebenso wie die meisten Sekundären Pflanzenstoffe, sehr hitzeempfindlich. Es sollte nicht erhitzt werden, um den grünen Zellschutz zu erhalten. Seine Frische sowie die wertvollen Innhaltsstoffe behält das geschnittene Kraut am besten, wenn man es in einem Plastikbeutel im Gemüsefach aufbewahrt. In Wasser gestellte Petersilie welkt innerhalb kürzester Zeit und bildet am Stängel rasch Fäulnisbakterien.

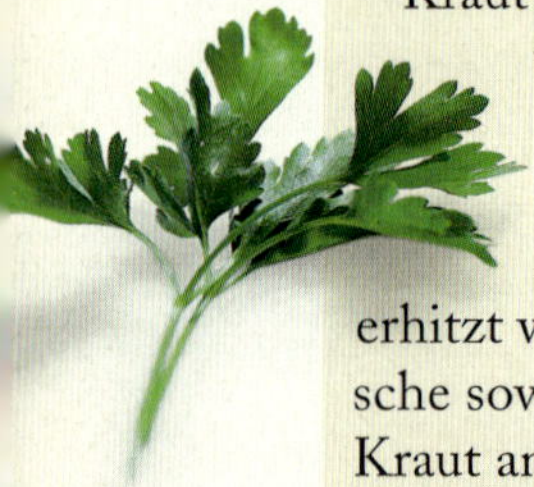

Joghurt: Probiotischer Dünger

Top: Probiotische Milchprodukte wie Joghurts oder Drinks mit lebenden Milchsäurekulturen unterstützen den Darm im Aufbau einer ausgewogenen Bakterienflora und verstärken damit die spezifischen Abwehrkräfte des Darms. Die unterstützende Wirkung dieser Produkte für den Darm ist wissenschaftlich nachgewiesen. Nur: Probiotische Lebensmittel sollten Sie über einen längeren Zeitraum (mindestens zwei Wochen!) täglich zu sich nehmen, um, wie bei einer Kur, erst einmal eine funktionierende Darmflora aufzubauen und zu stabilisieren. Bei Milchunverträglichkeit helfen medizinische Produkte in Kapsel- oder Tropfenform dabei, die

Milchsäurebakterien direkt in den Darm zu transportieren.

Tofu: Nicht nur für Milchallergiker

Top: Milchallergiker stehen vor dem Problem, dass sie mit ihrer milchfreien Ernährung nicht genug Calcium über die Nahrung aufnehmen. Tofu, ein Sojaquark, bietet aber nicht nur eine vegetarische Alternative zur Calciumversorgung. Sojaprodukte haben zusätzlich viele wertvolle Inhaltsstoffe. Da Tofu auch cholesterinfrei und eiweißreich ist, sollte er mindestens einmal pro Woche als Fleischersatz auf dem Speiseplan stehen. Seinen wirksamsten Immunschutz aber verdankt er den in Soja enthaltenen Phytoöstrogenen, die nachweislich das Risiko für Brustkrebs sowie für Herz-Kreislauf-Erkrankungen senken und Wechseljahresbeschwerden mildern.

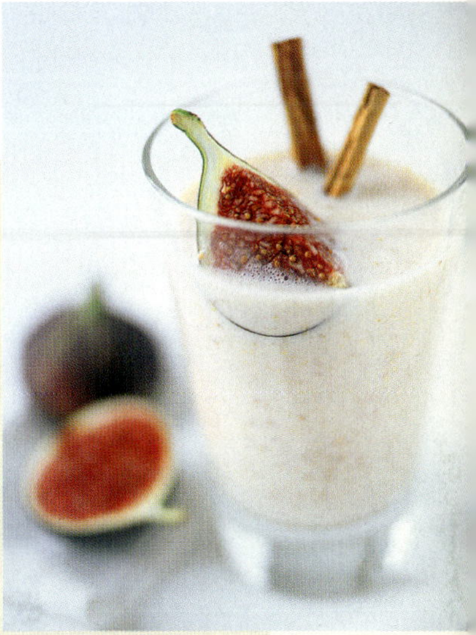

Frischer Joghurt – Kraftquelle für die Darmbakterien.

Biofleisch: Kraft für den Mischköstler

Top: Beim Fleischverzehr gilt vor allem die Devise: nur selten, aber dafür in bester Bioqualität. Rinderfilet ist ein hervorragender Zink- und Histidin-Lieferant. Es enthält mehr davon als Huhn, Pute oder Schwein. Zink und Histidin bewirken in der Kombination einen wahren Immunstimulationskick. Daneben versorgen Vitamin B_{12} und Eisen den Körper mit wichtigen Bausteinen für die Blutbildung und für den Sauerstofftransport in den Blutzellen. Eisen ist Bestandteil des Hämoglobins, des Sauerstoffträgers der roten Blutzellen. Das Eisen im Fleisch liegt in einer Form vor, die

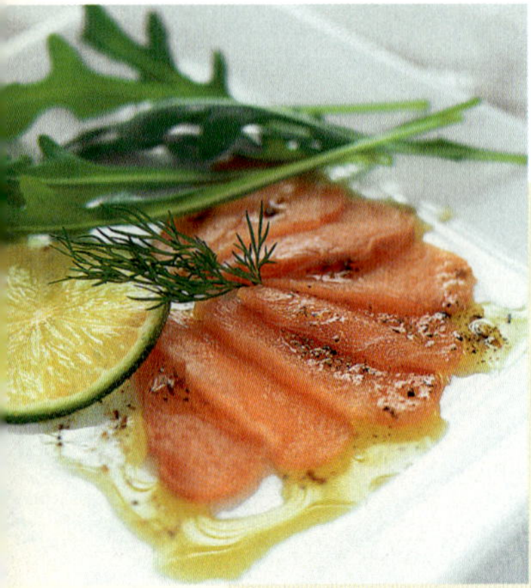

Lachs enthält sie – die wertvollen Omega-3-Fettsäuren.

wir fast doppelt so gut verwerten können wie das Eisen aus Gemüse und Getreide.

Rapsöl: Power nicht nur für den Traktor

Top: Das einheimisch produzierte Rapsöl erweckt vermehrt das Interesse der Ernährungswissenschaftler. Kein Wunder – steckt das honiggelbe Öl doch voller gesunder ungesättigter Fettsäuren mit einem hohen An-teil an Omega-3-Fettsäuren und Vitamin E. Bereits ein Esslöffel Rapsöl deckt den Tagesbedarf an Omega-3-Fettsäuren. Wir benötigen ungesättigte Fettsäuren, um Zellwände und Hormone aufzubauen. Viele der Fettsäuren sind »essentiell«, d. h., sie müssen von außen zugeführt werden. Der Körper kann sie nicht selber herstellen. Vitamin E schützt unsere Zellen vor dem Angriff von Freien Radikalen. Die Omega-3-Fettsäuren brauchen wir, um die Bildung von antiallergischen, entzündungs- und Krebs hemmenden Stoffen zu aktivieren. Rapsöl ist nicht so hitzeempfindlich wie Olivenöl und daher auch in der Küche gut zum Erhitzen von Speisen geeignet.

Meerrettich und Kresse: Antibiotika aus dem Garten

Top: Meerrettich, Rettich, Kresse und sämtliche Kohlsorten enthalten den Sekundären Pflanzenstoff Glucosinolat, dessen Abbauprodukt das Senföl ist. Die scharfen Senföle entstehen erst beim Zerkleinern, also spätestens im Mund. Sie wandern bis in die Atemluft und werden auch mit dem Urin ausgeschieden. Auf ihrer Reise durch unseren Körper entfalten die Senföle ihre antibiotische Wirkung, hemmen Krebs erregende Stoffe und stimulieren die Bildung von Entgiftungsenzymen. Bei Harnwegsinfektionen reichen bereits täglich 40 Gramm frische Gartenkresse oder frisch geriebene Meerrettichpaste, um die Keime im Urin deutlich zu reduzieren.

Fisch: Fischfett macht fit

Top: Fische enthalten die höchsten Mengen an hochwertigen Omega-3-Fettsäuren. Da sie im Fisch schon in der für den menschlichen Stoffwechsel besseren Form vorliegen, als es bei gepressten Pflanzenölen der Fall ist, sollten wir diese natürliche Quelle für uns mindestens einmal wöchentlich nutzen.
Besonders viele Omega-3-Fettsäuren finden wir in den »fetten« Fischen wie Makrele, Thunfisch, Lachs, Heilbutt und Hering. Sie versorgen uns zudem mit hohen Mengen an Vitamin D und dem für die Schilddrüse lebenswichtigen Jod. Und keine Angst: »Fette« Fische machen nicht dick.

Tomate: Sogar als Ketchup wirksam

Top: Vitamine, Mineralien und Lycopin sind die Hauptwirkstoffe der Tomate. Im erwärmten und zerkleinerten Zustand werden die vor Krebs schützenden Stoffe besonders wirkungsvoll freigesetzt. Studien beweisen diese Wirkung sogar für Ketchup, wenn da der viele Zucker nicht wäre … Auf alle Fälle sind Tomaten eines der besten Zellschutz-Gemüse.

Heute ist die Weisheit von Hippokrates, dass die Nahrung Ernährung und Arznei zugleich ist, hochaktuell und wissenschaftlich bewiesen. Nur »Sattmachen« und »Hunger stillen« darf heute nicht mehr der Leitgedanke unserer Ernährung sein, zu sehr hat sich das Nahrungsangebot künstlich erweitert und dabei gleichzeitig verschlechtert.

Nina Ruge – mein Weg zur achtsamen Ernährung

Natürlich hätte ich dieses Kapitel auch mit dem allseits bekannten »Du bist, was du isst« überschreiben können. Doch Cicero finde ich raffinierter. WIE du gesät, so wirst du ernten. Übertragen auf das, was ich esse, heißt das: Nicht nur WAS ich esse, ist wichtig – sondern auch WIE ich es zubereite und kombiniere. Und wenn du Glück hast, wenn du verschont bleibst von Hagel, Unwetter, Dürre oder Heuschreckenplage – dann hast du eine große Chance, gute Ernte einzufahren: einen widerstandsfähigen, lebendig pulsierenden Körper.

»Wie du gesät, so wirst du ernten.« *Cicero (106–43 v. Chr.)*

Seit Jahren beschäftige ich mich mit dem Thema Ernährung, und seit ich nicht mehr in erster Linie ans Schlankbleiben und Gewichthalten denke, sondern daran, wie ich meinem Körper das Jung- und Gesundbleiben erleichtere, ist aus dem »Du darfst nicht …« ein viel lustvolleres »Du tust dir gut« geworden.
Mein Weg zur achtsamen Ernährung war wie ein ganz langsames Aufwachen. Mein Gott, wie habe ich mich zu Studienzeiten ernährt! Mittags das billigste Mensa-Gericht, zum Nachtisch ein 5-Pfennig-quietschsüßer Schokokuss – und abends Graubrot mit Kochkäse aus dem Super-Sonderangebot. Klar – ich hatte kein Geld. Aber Salat oder Gemüse wären damals nicht teurer gewesen.
Wenig essen, leicht, kalorienarm – das war dann die Devise meiner ersten Fernsehjahre. Morgens Müsli mit Joghurt und Früchten – jeden Mittag Tütensalat aus der ZDF-Kantine, mit Fertigdressing und Semmel dazu. Nachts, nach dem *heute Journal*, Gurken aus

dem Glas … Nicht gerade hocherotisch, aber superpraktisch – und keinerlei Gefahr zu verfetten.
Irgendwann, Ende der neunziger Jahre, hat mich mein Internist nach meiner Ernährung gefragt – und damit fing alles an. Er gehört nämlich zu den frühen Entwicklern des Anti-Aging-Gedankens. Heute nervt ihn dieser Begriff, weil er von Handcreme bis Haarshampoo inflationiert worden ist. Er hatte sich intensiv mit den Inhaltsstoffen der Lebensmittel auseinander gesetzt, und mich interessierte das brennend. Das Lycopin der Tomate als Krebs hemmende Substanz wird nur frei gesetzt, wenn die Zellwände geknackt sind? Dann bringt der Tomatensalat rein gar nichts. Aber Tomatensaft – oder frische Tomatensuppe! Cranberry-Saft – ohne Zuckerzusatz – in dieser Hinsicht sehr zu empfehlen. Ebenso Omega-3-Fettsäuren, leider nur in genau den Fischen, die ich bis dato gemieden hatte: Lachs und andere fette Seefische. Selen, Zink, andere Mineralstoffe und Spurenelemente in jeder Art von Gemüse. Doch Achtung! Nicht zu viel Dunkelgrünes essen: Darin ist durch Überdüngung zu viel Stickstoff gebunden. Letztlich lief diese ärztliche Ernährungsberatung auf die klassische Mittelmeerdiät hinaus: viel Gemüse, Obst, hochwertiges kalt gepresstes Olivenöl, hin und wieder Fisch, kein Weißbrot, etwas Rotwein – und basta. Ich hab's ausprobiert – und toll gefunden.
Von da an war Schluss mit Fleisch, Saucen, Weißbrot mit Butter im Restaurant vor dem Dinner verspeisen, Schluss mit Fertigprodukten

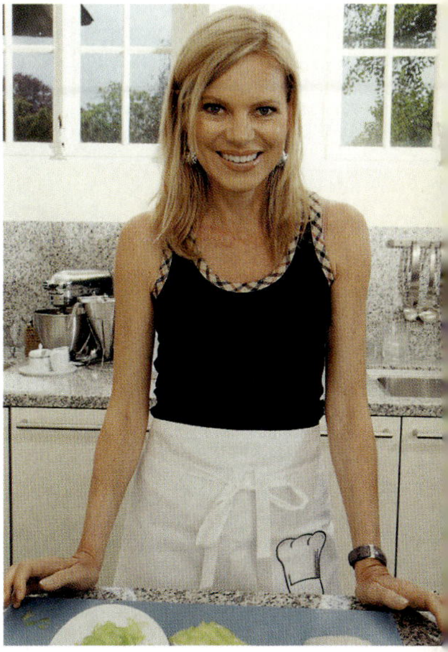

Mein Weg zur achtsamen Ernährung – ich fühle mich gesund wie nie zuvor.

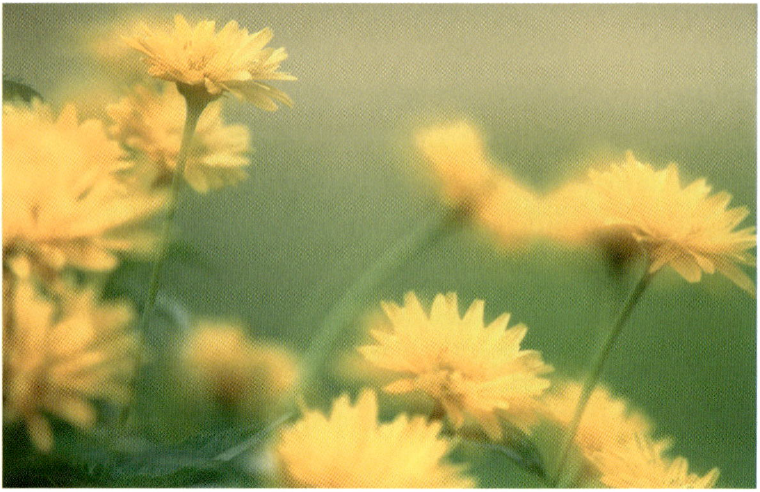

Ich schwöre auf Löwenzahntee. Er wirkt entschlackend und entgiftend.

aller Art, mit süßen Getränken – und vor allem: mit Süßigkeiten schlechthin. Abgesehen von reiner Bitterschokolade, mal einem zuckerfreien Müsliriegel oder japanischem Reisgebäck sind sämtliche Süßwaren seit Jahren aus meinen Gedanken gestrichen. Und auch aus meinen Gelüsten. Mir fällt es überhaupt nicht schwer, auf Desserts zu verzichten – oder in der Redaktion den selbst gebackenen Kuchen anderen zu überlassen. Ich brauche keinen Zucker mehr. Und so war von da an beim Restaurantbesuch Gemüse-Fahndung angesagt. Hartweizenpasta gerne – Eiernudeln nein danke. Ich spürte sofort, wie gut mir das tat. Ich fühlte mich leichter, leistungsfähiger – einfach fitter und gesünder. Das morgendliche Müsli hatte ich durch Joghurt mit Früchten ersetzt, das Käsebrot am Abend aber blieb.

Und auch die ZDF-Kantine, nun aber die in München. Der sympathische Pächter hat sich aufs Feinste auf deftige Küche eingestellt. Zwar gibt es auch Gemüse, allerdings kräftig gewürzt mit Industriesalz und Geschmacksverstärkern, in Öl geschwenkt … Und die Salatbar wartet mit Köstlichkeiten aus der Tüte auf, mit Spargel oder grünen Bohnen aus der Dose. Der Koch muss halt rattenscharf kalkulieren, ich verstehe ihn. Doch bin ich dann irgendwann dazu übergegangen, mittags als Kantinen-Ersatz einen Liter Sojamilch zu trinken. Das mag zwar äußerst spartanisch sein, fühlte sich aber gut an. Und ging ein halbes Jahr lang gut. Doch dann merkte ich – irgendwas stimmt nicht. Das reine, feine Körpergefühl war irgendwie verschlackt. Zu diesem Zeitpunkt machte ich bei Dr. Bannasch den Antikörper-Test, um Allergien oder Nahrungsunverträglichkeiten aufzuspüren. Das Ergebnis mochte ich gar nicht: starke Unverträglichkeiten bei sämtlichen Kuhmilchprodukten! Kein Käse mehr, auf meinen geliebten Joghurt, ja, selbst auf den Milchkaffee am Morgen soll ich gänzlich verzichten. Auch auf Quark, Mozarella? Wie gemein.

Eier? Verboten! Ziegenkäse? Auch. Ananas – ganz schlecht. Gegen Knoblauch und Sonnenblumenkerne bin ich sogar allergisch. Kein Problem, das wegzulassen, denn Knoblauch verabscheue ich. Und noch eine Allergie hatte ich entwickelt: eine ausgewachsene Soja-Allergie. Irgendwie fand ich das jetzt gar nicht mehr lustig. Dieser Umfang an Einschränkungen erschien mir dann doch als ziemlich drastisch. Doch ich hielt mich daran. Kaffee ohne Milch, brrr! Kein Ei zum Sonntagsfrühstück, kein Käse – genauer: Alter Käse ist erlaubt, alter Gouda, Parmesan etc. Das schwächt das Verbot sehr nett ab. Morgens nur Früchte – kein Joghurt? Auch okay.

Doch ich hatte zu diesem Zeitpunkt Dr. Ulrich Bauhofer noch nicht kennen gelernt. Ayurveda interessierte mich schon seit längerem – und als ich dann diesen renommierten Fachmann der indischen Gesundheitslehre traf, schoss er mir auch noch die morgendlichen Früchte weg.

Vielleicht mag sich jetzt der eine oder andere geneigte Leser nur noch schaudernd abwenden. Lassen Sie sich gesagt sein – niemand muss das imitieren, doch: Mir tut das neue Ernährungskonzept wirklich gut. Morgens nichts als heißes Zitronenwasser mit etwas Honig und Zimt. Irgendwann am Morgen gönne ich mir allerdings einen sittenwidri-

gen Espresso – selbstverständlich ohne Milch. Wenn mich vormittags der Hunger plagt: Bio-Tomaten- oder Gemüsesuppe. Viel heißes Wasser mit frischem Ingwer. Mittags Gemüsegerichte, frisch gekocht von meiner verehrten Kollegin Bianca. Abends entweder hochwertige Gemüse-Tiefkühlkost (jawohl!) – oder Fisch/Pasta/Gemüse im Restaurant. Tagsüber außerdem Löwenzahntee, Eisenkraut-, Bitterstern- und grüner Tee in Maßen. Jasmintee ist auch toll, oder Tee aus indischen Gewürzkräutern. Rot- und Weißwein am Abend liebe ich. Obst nur noch reifes, süßes – und auch das nicht zu viel.
Sollten Sie jetzt denken: »Die Ruge spinnt«, bitte ich um Verständnis. Ich ernähre mich nicht ideologisch, sondern so, wie mein Körper sich das – nach einer langen Phase des Tastens und Probierens – ausgesucht hat. Natürlich esse ich auch mal eine Schinkensemmel im Flugzeug, wenn ich Hunger habe und nix anderes verfügbar ist. Doch die Richtung ist klar – und meine Auswahl der Nahrung eindeutig gepolt: Gemüselastig, und ganz wichtig: hochwertige Qualität, außerdem gerne Eiweiß durch Fisch oder Bohnen und mittels Qualitäts-Geflügel-Exkursionen. Dazu nette Portionen an frischem Obst.
Und glauben Sie mir: Auf Schokolade, Schnitzel, Weißwurst und Leberpastete zu verzichten, fällt mir null Komma null schwer. Im Gegenteil: Jeden Tag, den ich auf diese kulinarische Weise gelebt habe, finde ich wunderbar. Weil ich mich gut fühle, energiegeladen – und außerordentlich jung.
Wie du gesät – so wirst du ernten. Wenn Gott will, erntest du Kraft und Jugend. Was willst du mehr?

Mit diesem eindrucksvollen und sehr reflektierten Ernährungsplan im Hintergrund steht Frau Ruge sicherlich schon sehr weit oben auf der Stufe zur Ernährungsweisheit. Ihre persönliche Ernährungsphilosophie wird durch das interessante Interview mit Dr. med. Ulrich Bauhofer besonders gut sichtbar.

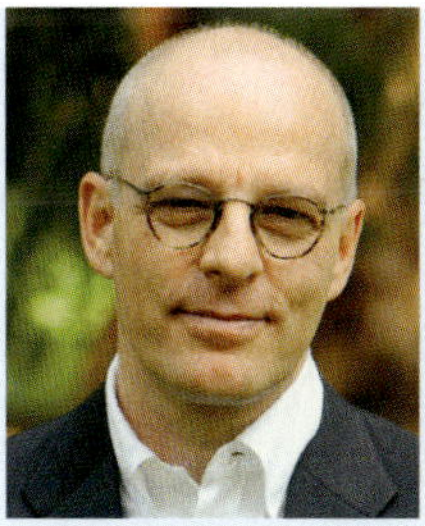

»Die meisten Menschen behandeln ihren Körper wie eine Mülltonne – und nicht wie einen Tempel.«

Dr. med. Ulrich Bauhofer studierte in Würzburg Medizin und promovierte zum Thema Transzendentale Meditation. In Traben-Trarbach baute er das Gesundheitszentrum Parkschlösschen Bad Wildstein auf und leitete es über viele Jahre. Dort wird – in Deutschland einzigartig – mit Methoden der ganzheitlichen naturheilkundlichen Ayurveda behandelt. Dr. Bauhofer ist Autor zweier Grundlagenbücher zum Thema Ayurveda: *Aufbruch zur Stille* und *Souverän und gelassen durch Ayurveda*. Heute praktiziert Dr. Bauhofer in seiner Maharishi-Ayurveda-Praxis in München. Die Ayurveda-Lehre ist die Jahrtausende alte indische Lehre des »Wissens vom Leben«.

Nina Ruge: Sie sind einer der renommiertesten deutschen Ayurveda-Kenner, sprich: Sie »wissen« richtig viel vom »Leben«. Wie leben Sie denn im Alltag – ayurvedisch?
Ulrich Bauhofer: Das beginnt schon mit dem Frühstück – das bei mir immer ausfällt. Im Ayurveda gehen wir davon aus, dass die Verdauungssäfte und damit die Summe der Enzymaktivitäten (AGNI, »Feuer« genannt) am stärksten mittags arbeiten – morgens und abends schwächer. Deshalb trinke ich morgens nur Zitronenwasser mit Honig. Damit wird die Darmperistaltik angeregt. Mittags nehme ich die Hauptmahlzeit ein. Doch auch hier gilt: Nicht »überessen«. Wenn Sie sich nach dem Essen müde fühlen, dann haben Sie was falsch gemacht, nämlich zu viel oder zu schwer ge-

gessen. Hier gilt die Faustregel: Die Hälfte des Magens mit Festem füllen, ein Viertel mit Flüssigkeit, ein Viertel bleibt leer. Ich ernähre mich im Übrigen streng vegetarisch.

? *Bevor Sie mir den Rest Ihres Alltags schildern – sagen Sie mir bitte, was nach ayurvedischer Denkweise »Gesundheit« ist.*

! Gesundheit wird im Sanskrit mit »Swastha« übersetzt. »Swa« heißt »Selbst« und »stha« bedeutet »ruhen«, also bedeutet »Swastha« »im Selbst gegründet sein«. In der Bibel finden wir Ähnliches, nur eben westlicher formuliert: »Der gesunde, heilige Ort«. Ein gesunder Mensch ist sich seiner inneren Natur bewusst. Er verstößt nicht gegen diese Natur. Er spürt, was er zu tun und zu lassen hat, um sein Gleichgewicht zu erhalten. Goethe hat das auf seine unvergleichliche Weise formuliert: »Ganz leise spricht ein Gott in unserer Brust. Ganz leise, ganz vernehmlich zeigt er uns an, was zu erstreben ist und was zu fliehen.«

Die Kräfte, die dieses Gleichgewicht der Körperfunktionen bestimmen, die Regelkreise, die ineinander greifen, sind im Ayurveda die drei Doshas, drei Bioprogramme sozusagen: Vata, Pitta und Kapha. Vata steht für Bewegung und Fluss, es steuert Nervensystem, Kreislauf, Atmung, Ausscheidungsprozesse und Aktivität des Geistes. Pitta repräsentiert Stoffwechsel und Energieumsatz, reguliert die Aktivität des Verdauungssystems, den Säure-Basen- und den Wärmehaushalt. Kapha ist das Strukturprinzip, es bildet das Gerüst der Materie und ist für den Flüssigkeitshaushalt und die Abwehrkräfte zuständig. Jeder Mensch kommt mit einem speziellen Dosha-Muster zur Welt, wir sind sozusagen alle auf eine ganz persönliche Weise eingependelt. Geraten die Doshas aus diesem Gleichgewicht, dann entstehen Beschwerden, dann wird ein

Mensch krank. Es geht also darum, seine Lebensweise so zu gestalten, dass die drei Doshas in der Balance bleiben. Sind sie in Balance, entsteht Ojas, Lebenskraft. Unser Ziel sollte also sein, Ojas zu stärken – damit stärke ich auch meine Abwehrkraft, mein Immunsystem. Alles, was ich zu mir nehme, wird in Ojas, in Lebenskraft, umgewandelt. Ganz entscheidend ist dafür natürlich die Nahrung. Die meisten Menschen behandeln ihren Körper wie eine Mülltonne – und nicht wie einen Tempel. Deshalb bin ich Vegetarier, deshalb sind alle, die nach dem ayurvedischen Prinzip leben, Vegetarier. Aber nicht nur das zählt. Entscheidend ist, auf die positiven Dinge des Lebens zu achten, ist die mentale Komponente.

? *Und damit kommen wir wieder zu Ihrem Alltag zurück. Wie holen Sie sich die mentale Komponente, das positive Denken in Ihre Lebenskraft, Ihr Ojas?*

! Ich meditiere, täglich zweimal und jeweils 60 Minuten. Das ist natürlich für viele Menschen nicht realisierbar. Wir empfehlen deshalb täglich 15 bis 20 Minuten. Ich habe mit transzendentaler Meditation die besten Erfahrungen gemacht. Ojas zu stärken – dazu gehört aber insbesondere ausreichend Schlaf. Sich ausgeruht fühlen – das ist ein wichtiger Anzeiger für gutes Ojas. Viele powern sich schlicht und einfach zu sehr aus, bis der Akku leer ist. Und noch etwas: Erwarten Sie nicht, dass Ihre benötigte Energie von einem anderen Menschen kommt. Das mag kurzzeitig wunderbar funktionieren, wenn Sie verliebt sind. Doch entscheidend ist, dass Sie lernen, Energie aus sich selbst zu schöpfen.

? *Was macht – als Konsequenz dieser Sicht – einen Menschen glücklich und auch erfolgreich?*

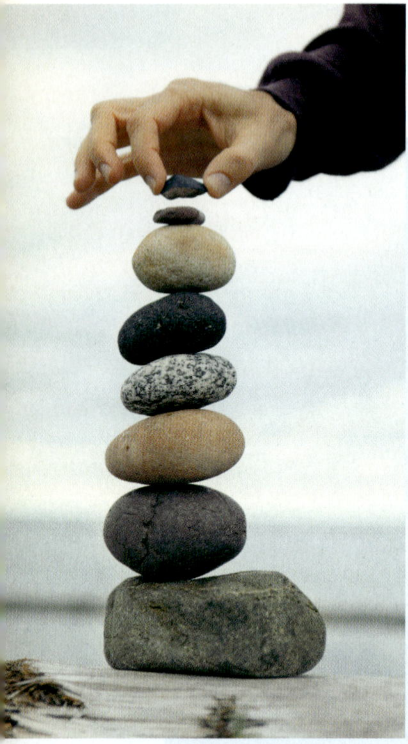

Finden Sie Ihre persönlichen Wege, Ihr Leben in Balance zu bringen.

! Flow. Ein erfolgreicher, glücklicher Mensch tut die Dinge im Einklang mit sich, aus sich selbst heraus – und gewissermaßen im Sinne der Evolution, in Verbindung zu der kosmischen Intelligenz, die in uns wirkt. Ein erfolgreicher, glücklicher Mensch steht intuitiv in spirituellem Kontakt mit sich selbst.

? *Wie sieht der Rest Ihres ayurvedischen Tages aus?*

! Nicht zu spät ins Bett gehen. Der Schlaf vor Mitternacht zählt doppelt. Nachts verstoffwechselt der Körper die Erfahrungen des Tages. Drei- bis viermal pro Woche treibe ich Sport. Keinen Hochleistungssport, sondern Ausdauertraining: Yoga, Schwimmen, Joggen.

Zum Thema Ernährung: So wichtig es ist, hochwertige Nahrungsmittel zu sich zu nehmen – dennoch laufen wir heute Gefahr, nicht ausreichend Spurenelemente, Vitamine und Mineralstoffe aufzunehmen, weil unsere Nahrung mehr und mehr an Vitalstoffen verarmt. Deshalb empfehle ich Food State Mikronährstoffe. Das bedeutet: Isolierte Nährstoffe, die vom Körper schlecht verwertet werden können, werden durch neue Verfahren in den »food state« zurückgeführt, in dem sie eine viel höhere Bioverfügbarkeit erreichen, das heißt: Der Körper kann sie verwerten wie natürliche Vollwertkost.

? *Wie steht's mit Suchtstoffen wie Kaffee und Alkohol?*

! Kaffee meide ich – der Körper reagiert mit Entzugserscheinungen wie Kopfschmerzen, wenn man ihn absetzt. Alkohol in Maßen. Ich selbst trinke keinen, doch es ist ja bekannt, dass Rotwein antioxidative Substanzen enthält. Also: Ein Glas ist völlig in Ordnung, mehr besser nicht.

? *Was ist mit dem Thema Entgiftung – wenn ich an Ayurveda denke, fallen mir immer gleich die interessanten Abführmethoden und Öl-Entgiftungen ein …*

! Natürlich ist Entgiftung wichtig, mindestens einmal pro Jahr. Am besten beim Wechsel der Jahreszeiten. Die Übergangszustände machen dem Körper am meisten zu schaffen. Fasten ist natürlich ideal – durch das Entgiften wird der Zugang zur spirituellen Welt leichter. Sie können aber auch auf andere Weise regelmäßig entgiften. Wie gesagt, morgens auf nüchternen Magen Zitronenwasser zu trinken entgiftet. Regelmäßig Sport treiben entgiftet. Eine Heißwasserkur entgiftet: Wasser zehn Minuten kochen – das löst die Cluster-Struktur der Wasser-Moleküle – und jede Stunde eine Tasse davon, mit Ingwer versetzt, trinken. Sie können aber auch die ayurvedische Panchakarma-Therapie durchführen. Das bedeutet übersetzt: Die fünf großen Reinigungshandlungen – innerlich und äußerlich. Dafür brauchen Sie allerdings Ruhe und Zeit.

? *Was empfehlen Sie, wenn man sich einen Infekt eingefangen hat?*

! Entscheidend können Sie Ihr Immunsystem stützen, indem Sie den Verdauungsapparat entlasten. Versuchen Sie, sich ausschließlich flüssig zu ernähren: Tee, Suppen, Haferschleim, Gemüsebrühe – viel stilles Wasser trinken. Der Darm sollte entleert und gesäubert werden, zum Beispiel mit einem Kamillen-Einlauf. Bei Kindern hilft so ein Einlauf oft sofort, und das Fieber ist weg. Fieber sollte man nicht unterdrücken, also erst mal keine Antibiotika nehmen. Ruhe ist das A und O. Nehmen Sie sich eine Auszeit bei einem Infekt.

? *Wie könnte ich persönlich mein Leben nach ayurvedischen Gesichtspunkten umstellen?*

! Nach Ihrer Puls-Analyse sind Sie vom Typ her eindeutig zu bestimmen. Ihr Puls ist »hüpfend wie ein Frosch«, wie es in der ayurvedischen Pulsdiagnostik heißt: Sie sind ein klassischer Pitta-Typ, wobei einige Ihrer Sub-Doshas belastet sind. Sub-Doshas sind nach Körperregionen unterteilte Strukturprinzipien der Haupt-Doshas – und da sind bei Ihnen ein Vata-Dosha sowie ein Pitta-Dosha betroffen. Mein Lehrer in Pulsdiagnostik, eine Koryphäe namens Triguna, hätte Ihnen jetzt gesagt: »Too much deep thinking. You should read some comics.« Sie scheinen sehr viel am Computer zu arbeiten – Ihre Augen sind überlastet – und Sie arbeiten insgesamt sehr viel. Ihr Nervensystem zeigt sich nämlich ebenfalls unter Druck. Mein ayurvedischer Rat: Schlafen! Gönnen Sie sich so viel Schlaf, wie Ihr Körper benötigt, schlafen Sie so lange, bis Sie von selber aufwachen. Gehen Sie in die Ruhe. Denken Sie sich in das Bild hinein, aus dem Auge des Orkans heraus zu agieren.

Ihnen empfehle ich eine Kombination aus Vata- und Pitta-Programm. Legen Sie bewusst Pausen ein. Machen Sie sich morgens und abends eine Ölmassage an Füßen und Händen. Achten Sie auf regelmäßige Essenszeiten, am besten vegetarisch ernähren.

Aber keine Angst: Ihr Puls zeigt gute Gesundheit! Pitta-Menschen

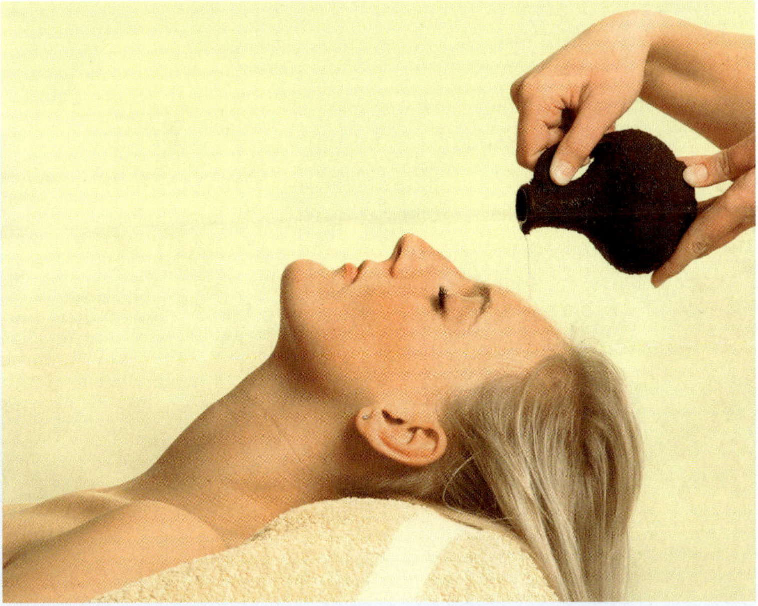

Ein Ölguss ist wohltuend und hilft, Ihr Energiedepot wieder aufzuladen.

wie Sie besitzen eine hervorragende Regenerationsfähigkeit. Deshalb neigen Sie auch dazu, sich immer wieder zu überfordern.
Wir leben in einer Vata-Zeit, extrem schnell, reizüberflutet. Wenn Sie diese Einflüsse loslassen können, dann reguliert sich Ihr System von selbst.
Vata-reduzierende Kost wäre zum Beispiel Gemüse aller Art, aber gekocht. Bei Rohkost sollten Sie eher zurückhaltend sein. Rohes Getreide wie Müsli sollten Sie ebenfalls meiden, dafür eher gekochte Haferflocken, Dinkel, Vollkorn- oder Basmati-Reis essen, zudem alle reifen, süßen und saftigen Früchte. Trockenfrüchte, herbe und unreife Äpfel oder Birnen meiden.
Fleisch nur selten und wenn, dann weißes Fleisch, also Hühnchen oder Truthahn. Zudem alle Gewürze, Kräuter und Nüsse. Um Ihr

Pitta zu senken, sollten Sie Sauermilchprodukte meiden wie Joghurt, Quark, alten Käse, Buttermilch, außerdem scharfen Rettich und Radieschen, scharfe Paprika, rohe Zwiebeln und alle scharfen Gewürze. Pitta-Menschen neigen zu Übersäuerung, also sollten Sie dem entgegenwirken.
Schwimmen ist die beste Sportart für Pitta-Menschen – am besten morgens. Und wenn Sie essen – dann mit Ruhe. Bewusst kauen. Nach dem Essen 15 Minuten »sitzen wie ein König« und entspannen. Pitta-Menschen haben die Ungeduld erfunden!
Trinken Sie nichts Kaltes. Und lassen Sie sich nicht von Ernährungsratgebern verführen, fünf oder mehr kleine Mahlzeiten am Tag zu essen. Grundsätzlich sollte man nichts essen, bevor nicht die vorherige Mahlzeit verdaut ist, also vier bis sechs Stunden später.
Trinken? Drei Liter am Tag. Basilikum-Tee (Tulsi-Kraut gilt als heiliges Kraut), Süßholz-Tee, Fenchel-, Ingwer-, Kamillentee.
Und spät am Abend nichts mehr essen, auch wenn Sie vorher nicht dazu kamen. Und wenn Sie das einmal tun, dann nehmen Sie am nächsten Tag möglichst nur leichte Suppen zu sich. Nach 16 Uhr keine Rohkost, kein Obst! Und Brot nie frisch essen, immer toasten.

? *Brrrr. Das klingt nicht gerade nach einem sehr aufregenden Leben …*

! Sie müssen sich eben entscheiden. Wollen Sie gut oder aufregend leben?
Hin und wieder aufregend ist ja völlig in Ordnung. Der Rest sollte dann aber »gut« sein. Und um das umzusetzen im Alltag, kann ich Ihnen noch etwas ans Herz legen: Die meisten Menschen haben eine Sprachstörung. Ihnen fehlt das Wort »Nein«.

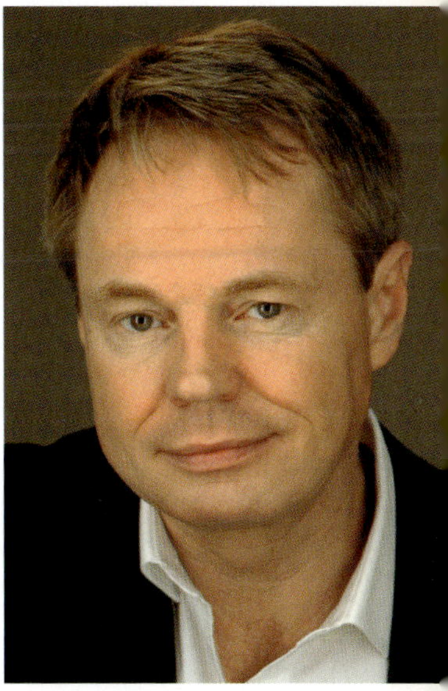

Kommentar von Dr. med. Lutz Bannasch

Nina Ruges Ernährungsgewohnheiten haben sich aus persönlichen Körpererfahrungen, aus ernährungswissenschaftlichen Erkenntnissen und aus ihrem Lebensstil entwickelt. Sie zeigen sehr schön, dass es für jeden achtsamen Menschen eine optimale, persönliche »Wohlfühlernährung« gibt. Auch Dr. Bauhofer bestätigt die ganz individuelle Ernährungsweise an Hand der ayurvedischen Lehre. Man sollte allerdings sicher sein, dass keine unverträglichen, allergisierenden Nahrungsmittel auf dem Speiseplan stehen. Hierzu gibt es spezielle Tests, die persönliche Unverträglichkeiten herausfinden. Bei Frau Ruge wurde zum Beispiel das so »gesunde Soja« als gar nicht so gut für sie entlarvt.

Sehr gut finde ich, dass ihre Ernährungsweise den wichtigen Säure-Base-Haushalt des Körpers positiv beeinflusst. Die meisten Menschen erzeugen in ihrem Körper durch Fehlernährung und falsche Verhaltensweisen wie Rauchen, zu viel Alkohol, zu viel Stress und manchmal auch zu viel Sport eine Übersäuerung. Diese geht mit einer vermehrten Bildung von Freien Radikalen und Entzündungsstoffen einher, die zu Zell- und Organschäden führen kann. Geeignete Lebensmittel wie gedünstete Gemüse, Vollkornprodukte, süßes Obst, wenig oder gar kein Fleisch und das Meiden von »säuernden« Stoffen wie Kaffee, Zucker, Nikotin und Alkohol verhindern die schädliche Übersäuerung. Zusätzlich sollte reichlich stilles Wasser und Tee getrunken werden. So können Schäden an Blutgefäßen, Herzkranzgefäßen, Gelenken und Immunzellen vermieden werden.

Ob es günstiger ist, wie Nina Ruge nur mittags und abends zu essen,

Warnsignale aus dem Bauch

Wenn Sie mehreren der folgenden Aussagen zustimmen können, sollten Sie sich dringend und intensiv mit Ihren Ernährungsgewohnheiten auseinander setzen.
Oft hilft dann ein Test auf Nahrungsmittelallergien und -unverträglichkeiten weiter.
Fragen Sie Ihren Arzt danach.

- Haben Sie oft Heißhunger auf Süßes?
- Werden Sie nach dem Essen oft zum Umfallen müde?
- Haben Sie häufig Blähungen, Verstopfung oder Durchfall? Manchmal sofort nach dem Essen?
- Nehmen Sie an Gewicht zu, obwohl Sie wenig essen?
- Haben Sie gelegentlich Juckreiz auf der Haut oder am After? Erkennen Sie einen Zusammenhang mit bestimmten Nahrungsmitteln, die Sie zu sich nehmen?

oder, wie derzeit von manchen Ernährungsmedizinern propagiert, die Nahrungsaufnahme auf fünf kleinere Mahlzeiten am Tag zu verteilen, ist bisher wissenschaftlich nicht gesichert. Fest steht jedoch, dass derjenige, der wenig Fett, wenig Kohlehydrate aber viel frisches Obst und Gemüse isst, ein geringeres Risiko für eine Krebsentstehung hat und sei es nur deswegen, weil sich damit das Übergewicht als Auslöser für viele Krebserkrankungen vermeiden lässt. Die ayurvedische Ernährung gibt hier auf alle Fälle sehr gute Ratschläge für eine gesunde Lebensweise.
Es spricht wissenschaftlich gesehen auch nichts dagegen, seine Ernährung mit geeigneten Nahrungsergänzungsmitteln zu komplettieren. Das können zusätzliche Spurenelemente, Vitamine, Mineralstoffe, Fettsäuren und Radikalfänger wie das Co-Enzym Q10 sein. Auch sollte man bei der Ernährung, so wie es Frau Ruge tut, wieder sein körperliches »Wohlfühlen« in den Vordergrund stellen statt einseitig einer Ernährungsideologie zu folgen.
Man sollte also wieder lernen, auf die Warnsignale des Körpers besser zu achten und Sie ernst nehmen.

Testen Sie Ihr Immunsystem

Ein intaktes Immunsystem ist die Voraussetzung für Gesundheit, Vitalität und Lebensfreude. Der Test kann Ihnen dabei helfen, Schwächen und Risiken aufzudecken. Er soll auf keinen Fall den Arztbesuch ersetzen.

»Krankheiten befallen uns nicht aus heiterem Himmel, sondern entwickeln sich aus täglichen Sünden wider die Natur. Wenn sich diese gehäuft haben, brechen sie unversehens hervor.«

Hippokrates (460–375 v. Chr.)

Dieser Test soll Ihnen helfen abzuschätzen, in welchem Bereich Ihr Immunsystem optimiert werden kann. Die einzelnen Abschnitte spiegeln die Kapitel dieses Buches wider. Wenn Sie in einem Bereich besonders hohe Punktzahlen erreichen, können Sie direkt an diesem Punkt ansetzen und aktiv Missstände beseitigen. Oft helfen schon kleine Änderungen in der Lebensführung und im Alltag, um sich besser zu fühlen, denn kleine Sünden addieren sich zu einem großen Problem. Große Probleme lassen sich aber auch durch kleine Änderungen Stück für Stück wieder abbauen und vermeiden. Durchbrechen Sie deshalb den Teufelskreis und schwingen Sie sich auf die positive Aufwärtsspirale. Packen Sie die losen Fäden Ihres Alltags an und knüpfen Sie sich ein stabiles Netz der ausgewogenen und bewussten Lebensführung. Ändern Sie negative Einflüsse und kräftigen Sie positive. Je weniger Punkte Sie ankreuzen müssen, desto wahrscheinlicher haben Sie ein intaktes, ausgeglichenes und aktives Immunsystem. Bei hoher Punktzahl bestehen Hinweise für eine Schwächung Ihres Immunsystems.
Denken Sie daran: Tag für Tag liegt es in Ihrer Hand, Ihre Selbstheilungskräfte zu aktivieren und die Balance Ihres Körpers zu finden.

	Diese Aussage trifft auf mich zu
Stress	
Mir wächst alles über den Kopf	❑
Ich stehe permanent unter Zeitdruck	❑
Ich bin antriebsschwach	❑
Ich kann nicht nein sagen	❑
Es fällt mir schwer zu entspannen	❑
Ich könnte ständig schlafen	❑
Ich kann mich oft nicht entscheiden	❑
Ich bin unkonzentriert und vergesslich	❑
Ich habe ein schwaches Nervenkostüm	❑
Ich habe keinen Spaß an meiner Arbeit	❑
Psyche	
Ich fühle mich oft einsam	❑
Ich habe nicht viel zu lachen	❑
Ich habe oft Angst	❑
Ich bin unzufrieden mit mir, meinem Aussehen und meiner Figur	❑
Ich bin unglücklich in meiner Partnerschaft und fühle mich oft ausgenutzt	❑
Ich finde, anderen geht es meist besser als mir	❑
Ich finde alles anstrengend und unternehme wenig in meiner Freizeit	❑
Am liebsten würde ich jeden Morgen im Bett liegen bleiben	❑
Ich habe oft Rücken- und Nackenschmerzen	❑
Ich habe gerade einen lieben Menschen verloren	❑

Unerkannte Keime

- Bei jedem Schnupfen bekomme ich zusätzlich Nebenhöhlenentzündungen oder eine Bronchitis ❑
- Ich habe immer wieder Zahnschmerzen ❑
- Ich habe häufig Blasenentzündungen ❑
- Ich leide oft unter Halsschmerzen ❑
- Meine Hals-Lymphknoten sind gelegentlich geschwollen ❑
- Ich habe öfter Sodbrennen ❑
- Ich erkälte mich sehr häufig ❑
- Ich leide häufig unter Blähungen und Durchfall ❑
- Ich habe häufig Herpes-Bläschen ❑
- Ich bekomme leicht Pilzinfektionen an Haut oder Schleimhäuten ❑

Alltag

- Ich treibe nie Sport ❑
- Ich trainiere oft bis zur Erschöpfung ❑
- Ich laufe mindestens 50 Kilometer in der Woche ❑
- Es fällt mir schwer, mich zu entspannen ❑
- Ich rauche täglich ❑
- Ich trinke regelmäßig Alkohol ❑
- Ich liege gern in der prallen Sonne oder mehr als einmal pro Woche im Solarium ❑
- Ich nehme regelmäßig Aufputschmittel ❑
- Ich habe Schlafstörungen ❑
- Ich komme an meinem Arbeitsplatz oder zu Hause mit giftigen Substanzen (Lösungsmitteln usw.) in Kontakt ❑

Ernährung

- Ich esse oft Fast Food ❑
- Ich mache häufig eine Diät ❑
- Ich habe starkes Unter- oder Übergewicht ❑
- Obst und Gemüse esse ich nur wenig ❑
- Ich habe eigentlich nie Durst und trinke wenig ❑
- Ich esse oft Süßigkeiten ❑
- Gebratenes Fleisch und Wurst stehen häufig auf dem Speiseplan ❑
- Ich greife oft zu Konserven und Tiefkühlprodukten ❑
- Ich trinke mehr als drei Tassen Kaffee pro Tag ❑
- Ich esse wenig Vollkornprodukte ❑

Alter

Bis 40 Jahre	2 Punkte,
bis 60 Jahre	4 Punkte,
darüber	6 Punkte

Auswertung

Zählen Sie zusammen, wie oft Sie einer Aussage zustimmen.
Dies ist Ihre Testpunktzahl.
Addieren Sie noch die Alterspunkte dazu.
Die Summe ergibt die Gesamtpunktzahl.

2–10 Punkte:

Herzlichen Glückwunsch, die störenden Einflüsse auf Ihr Immunsystem halten sich in Grenzen. Sie ernähren sich überwiegend gesund, bewegen sich moderat und führen ein ausgeglichenes Leben.

Bleiben Sie dabei, versuchen Sie, auch kleine Störungen noch auszumerzen und genießen Sie Ihr Leben mit einem starken Immunsystem und einer ausgeglichenen Psyche. Trotzdem: Ein regelmäßiger Check bei Ihrem Hausarzt ist die beste Vorsorge.

11–25 Punkte:

Ihr Immunsystem ist möglicherweise durch einige negative Faktoren schon aus dem Gleichgewicht geraten. Die Summe der angekreuzten Aussagen zeigt, dass Sie eine Menge für Ihr Immunsystem tun können. Gehen Sie Schritt für Schritt in Richtung Gesundheit. Aktivieren Sie Ihre Selbstheilungskräfte.
Versuchen Sie, möglichst viele Störfaktoren aus dem Weg zu räumen. Sie können sicher in den Bereichen Ernährung und Bewegung mehr für sich und Ihr Immunsystem tun. Ihr Körper dankt Ihnen diese vermehrte Aufmerksamkeit mit neu erwachter Vitalität und Lebensfreude. Wenn's nicht klappt, gehen Sie zum Arzt.

26 und mehr Punkte:

Ihr Immunsystem steht unter erheblicher Belastung. Entweder durch schon bestehende Erkrankungen oder durch Ihren Lebensstil. Das muss sich nicht unmittelbar auf Ihr Befinden niederschlagen, doch die Disposition für eine vermehrte Infektanfälligkeit und das Entstehen ernsthafter Krankheiten wächst. Ändern Sie die belastenden Faktoren in Ihrer Lebensführung, die im Rahmen Ihrer Möglichkeiten liegen, wie Ernährung, Bewegung und Stressbelastungen.

Daneben sollten Sie umgehend einen Facharzt oder Immunologen aufsuchen, sich gründlich untersuchen lassen und mit Hilfe einer Blutuntersuchung den Zustand Ihrer Immunabwehr ermitteln lassen.

Alles wird gut – für ein starkes Immunsystem

Zusammenfassend noch einmal die wichtigsten Tipps und Hinweise zur Stärkung Ihrer Selbstheilungskräfte für ein aktives, gesundes Immunsystem – einer Heilquelle, die jeder einsetzen kann – ganz ohne Medikamente.

- Behandeln Sie Ihren Körper wie einen Tempel und nicht wie eine Mülltonne. Was wir essen, wirkt sich entscheidend auf unser Wohlbefinden und unsere Gesundheit aus.
Wichtig sind ungesättigte Fettsäuren aus Pflanzen- und Fischöl, die unser Immunsystem stärken, gegen Entzündungen wirken und die Wundheilung beschleunigen.
Hochwertiges Eiweiß als Lieferant für Aminosäuren benötigen wir als Bausteine für den Aufbau unserer Körper- und Immunzellen.
Mineralien und Vitamine unterstützen unsere Stoffwechselvorgänge und fangen Freie Radikale ab.
Essen Sie schonend zubereitete frische, hochwertige Bio-Nahrungsmittel, damit sich Ihr Körper aus einem möglichst breiten Nährstoffangebot bedienen und seine Selbstheilungskräfte optimal einsetzen kann.

- Machen Sie Ihren Darm zur Barriere gegen Giftstoffe. Vollkornprodukte, probiotische Joghurts, rohes Sauerkraut und Brottrunk liefern die wichtigen Ballaststoffe und Milchsäurebakterien für Ihre Darmflora. Eine intakte Besiedelung des Darms mit diesen freundlichen Bakterienkulturen verhindert den Befall mit pathogenen Keimen und sorgt für eine gute Verdauung. Ballaststoffe begünstigen das Darmmilieu und helfen dabei, Schadstoffe ganz schnell aus dem Körper zu transportieren.

- Senken Sie Ihren Stresshormonspiegel und steigern Sie damit Ihre Immunabwehr. Gönnen Sie sich und Ihrem Körper Entspannung und Ruhe, denn Stress schädigt erwiesenermaßen unser Immunsystem nachhaltig.
Entspannungsübungen wie Yoga, Thai Chi, Chi Gong oder Meditation helfen Ihnen, den »Strom« abzuschalten und zu innerer Stille zurückzufinden. Ihr Immunsystem braucht diese Auszeit, um Stresshormone abzubauen und das empfindliche System der Botenstoffe wieder zu harmonisieren.

- Steigern Sie die Antikörperbildung und die Abwehrkraft Ihres Immunsystems mit ausreichend Schlaf. Am gesündesten ist der Schlaf vor Mitternacht und eine Schlafdauer von sechs bis acht Stunden. Wir brauchen den Schlaf zum

Regenerieren und Entspannen. Während wir in der Tiefschlafphase schlummern, arbeitet unser Immunsystem auf Hochtouren. Aus den Eiweißbausteinen, die wir durch das Aufspalten der Nahrungsmittel gewonnen haben, werden Antikörper und andere Abwehrstoffe des Immunsystems gebildet. Das gesamte Immunsystem sammelt Kraft. Ähnlich wie bei einer Einsatzpause der Feuerwehr werden in dieser ruhigen Zeit die Einsatzgeräte auf ihre Funktion geprüft, Altes ausgetauscht oder repariert und Reserven wieder aufgefüllt.

- Wecken Sie Ihre Selbstheilungskräfte durch die Kraft Ihrer positiven Gedanken und vertreiben Sie Selbstzweifel und Alltagssorgen. Befreien Sie sich vom Ballast auf Ihrer Seele durch Gespräche mit guten Freunden. Das Teilen der persönlich empfundenen Probleme mit einem Coach, der die Dinge mental von außen sieht, wirkt oft Wunder für Ihr Immunsystem.

- Entkommen Sie der Zerstörungskraft der Freien Radikale. Schützen Sie sich mit Radikalfängern vor Zellschäden durch aggressive Sauerstoffradikale: Mit Vitamin C aus viel frischem Obst und Gemüse, mit Selen aus vollwertigem Getreide, mit Vitamin E aus Pflanzenkeimölen und Nüssen, mit Beta-Carotin aus Gemüse, mit Zink aus Weizenkeimlingen und Soja und einer Sonderration Co-Enzym Q10. Sie alle fangen die aggressiven Sauerstoffradikale ab, die zur Krebsentstehung beitragen können.

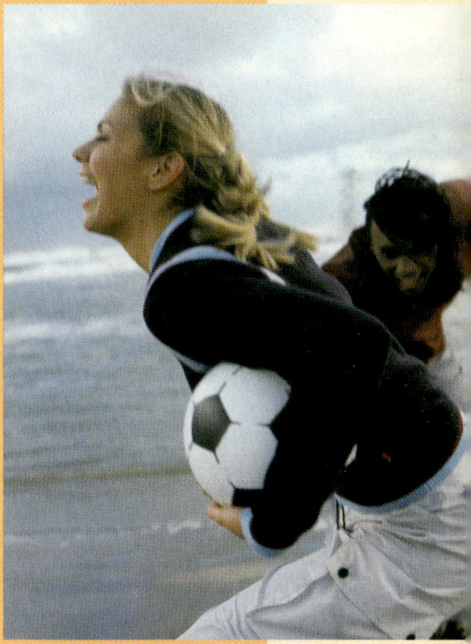

Lebensfreude und Power – ein trainiertes Immunsystem macht es möglich.

- Nutzen Sie die zahlreichen Schutzwirkungen der Sekundären Pflanzenstoffe.
Sie sind reichlich in frischem Obst und Gemüse vorhanden, sie unterstützen unser Immunsystem und wirken synergistisch mit den Vitaminen und Mineralien. Die Wirkung der ca. 10.000 verschiedenen Einzelsubstanzen wird derzeit intensiv erforscht.

- Fördern Sie Ihre körpereigene Vitamin-und Hormonproduktion mit der Kraft der Sonne. Sie ist für die Produktion von Vitamin D und Antidepressionshormonen im Körper wichtig. In den Wintermonaten wirkt der gelegentliche

Solarienbesuch Wunder gegen Winterdepression und Erkältungen. Denn die Sonne, auch die künstliche, regt die Produktion von Immunbotenstoffen an. Ein Zuviel an Sonne schadet aber. Es lässt die Haut altern und schädigt die unter der Haut liegenden Immunzellen. Daneben entstehen im Körper vermehrt Freie Radikale, die das Immunsystem ebenfalls schädigen und die Bildung von Krebszellen begünstigen. Dosieren Sie die Sonne richtig, und profitieren Sie von ihrer Lebensenergie.

- Bringen Sie Ihre Killerzellen mit einem moderaten Sport- und Fitnessprogramm in Fahrt. Dreimal wöchentlich eine halbe Stunde Ausdauertraining bringt Ihr Immunsystem bereits auf Trab und steigert die Aktivität und Anzahl Ihrer natürlichen Killerzellen. Daneben werden überflüssige Fettreserven verbrannt, Stresshormone abgebaut und die Mikrodurchblutung angeregt.

- Schützen Sie Ihr Herz, Ihre Blutgefäße und Ihre Gelenke vor Übersäuerung. Basische Lebensmittel wie frisches und gedünstetes Gemüse, Kohlsuppe, Vollkornprodukte, Hülsenfrüchte und das Weglassen von Zucker, Alkohol, Nikotin und zu viel Fleisch verhindert Entzündungen durch ein saures Stoffwechselmilieu. Messen Sie Ihren pH-Wert im Urin und nehmen Sie, wenn nötig, ein Basenpulver aus der Apotheke.

- Stärken Sie Ihren Knochenapparat. Eine regelmäßige Druckbelastung der Knochen, wie beim Laufen, Nordic Walking und Trampolinspringen fördert den Kalkeinbau in die Knochen und macht sie stabil. Eine ausreichende Versorgung mit Calcium und Vitamin D, das zusammen mit UV-Licht in der Haut gebildet wird, fördert die Calciumaufnahme im Darm und beugt so der Osteopenie und Osteoporose vor.

- Spülen Sie Giftstoffe und Schlacken aus Ihrem Körper, indem Sie täglich mindestens zwei Liter trinken, am besten stilles Mineralquell-Wasser oder Tee. Ihre Nieren und der Darm brauchen die Flüssigkeit, um Stoffwechselgifte ausschwemmen zu können. Übrigens: Kaffee und Alkohol zählen nicht in der Flüssigkeitsbilanz, denn sie entziehen Ihrem Körper Wasser.

- Beugen Sie Gelenkschmerzen, Rheuma, Allergien und anderen entzündlichen Immunerkrankungen vor mit natürlichen Entzündungshemmern wie Omega-3-Fettsäuren, Selen, Vitamin C und Vitamin E.

- Stimulieren Sie Ihre Glückshormone und bauen Sie Stresshormone ab: Lachen Sie sich fit. Lachen wirkt wie eine Immunspritze auf unseren Körper. Vielleicht müssen wir es erst wieder »lernen«, aber lachen Sie so oft wie möglich, das pusht Ihr Immunsystem. T-Lymphozyten bilden sich vermehrt, und das Stresshormon Cortisol sinkt um fast 50 Prozent. Außerdem steckt gute Laune an und macht sympathisch.

- Vermeiden Sie unnötige Insulin-Ausschüttungen, die Ihr Körpergewicht nach oben treiben. Verzichten Sie auf kalorienhaltige schnelle Energielieferanten wie Zucker und Süßigkeiten, die meist auch noch mit Fett kombiniert sind und die eine hohe Insulinabgabe aus der Bauchspeicheldrüse ins Blut auslösen. Zwar macht das durch Süßigkeiten vermehrt gebildete Hormon Serotonin glücklich, aber das viele Insulin fördert die Einlagerung von Fett und erzeugt sehr schnell wieder Heißhunger.
Kalorienärmere Alternativen sind frisches Obst und Gemüse.

- Vermeiden Sie Mikronährstoffmangel und gönnen Sie Ihrem Körper Nahrungsergänzungsmittel. Sie können einer mangelhaften Versorgung ihres Immunsystems mit Vitaminen, Mineralien und Spurenelementen entgegenwirken. Gute Präparate verwenden Inhaltsstoffe natürlicher Herkunft, die eine hohe Bioverfügbarkeit der Mikronährstoffe haben und eine optimale Verwertung im Körper ermöglichen.

- Geben Sie Ihrem Immunsystem die Chance, einen Infekt selbst zu heilen, daraus zu lernen und sich zu stärken.
Nicht jeder kleine Infekt benötigt gleich ein Antibiotikum.
Helfen Sie ihrem Immunsystem mit ausreichend körperlicher Schonung und Ruhe, mit Vitamin C und Zink, mit viel Flüssigkeit, frischer Luft und halten Sie sich warm. Pflanzliche Mittel können das Immunsystem zusätzlich aktivieren und den Selbstheilungsprozess unterstützen.

Die Ausführungen in diesem Buch werden Ihnen helfen, Ihren Körper besser kennen zu lernen, und dazu beitragen, dass Sie Ihren Körper, das große Wunderwerk der Natur, mit mehr Achtsamkeit und Ehrfurcht behandeln. Damit unterstützen Sie Ihren »inneren Arzt«, Ihre Selbstheilungskräfte, auf ganz natürliche Art und Weise.
Der Nutzen ist groß: eine stabile Gesundheit und mehr Lebensfreude.

Bücher, die weiterhelfen

Hennig, Jürgen: Psychoneuroimmunologie. Verlag für Psychologie, Frankfurt am Main 2004

Roitt, Ivan/Delves, Peter J: Essential Immunology. Blackwell Science, 10th edition, Oxford 2001

Lange, Elisabeth: Gesunder Darm. Südwest-Verlag, München 2003

Oberbeil, Klaus: Fit durch Vitamine. Südwest-Verlag, München 2003

Oberbeil, Klaus: Die 12 Fitmacher aus der Natur. Econ Verlag, Berlin 2005

Dr. Strunz, Ulrich + Jopp, Andreas: Mineralien – das Erfolgsprogramm. Heyne, München, 2003

Watzl, Bernhard + Leitzmann, Claus: Bioaktive Substanzen in Lebensmitteln. Hippokrates, Stuttgart 1999

Spektrum der Wissenschaft. Spezial: Das Immunsystem, Verlagsgesellschaft, Heidelberg 1999

Bildnachweis

Archiv Econ: 9, 152, 160, 161, 164, 166, 170, 177, 181, 185, 189, 190; **Boxler, Frank:** 8, 146, 149; **Christian Verlag:** 9, 193 © Nina Ruge: Keine Angst vor großen Köchen. 70 Rezepte von Dieter Müller & Nils Henkel, Joachim Wissler, Bernhard Diers, Hans Sobotka, Thierry Thiercelin, Olivier Streiff. Fotos von Michael Wissing, Christian Verlag 2005; **Corbis/zefa:** Sears Wiebkin 5, 31, Vincent 65, David Madison 6, 71, Darrell Gulin 81, Vincent 82, Sagel & Kranefeld 85, Emely 100, Craig Lovell 105, John-Francis Bourke 116, Tom Shadyac's movie Patch Adams 119, Markus Botzek 194, Tim McGuire 201, Benelux 213, 24; **Deutscher Infografikdienst:** 41, 45, 48, 50, 55, 102, 131, 138, 163, 167; **Fotex:** 95, 140; **Getty:** Colin Gray 91, Safia Fatimi 7, 93, MacGregor & Gordon 121; **Lindbergh:** 197; **Lufthansa:** 61; **Masterfile:** Kevin Dodge 94, Daryl Benson 114, George Contorakes 129, George Shelley 106; **Medicalpicture:** 7, 20, 44, 133; **Photodisc:** 5, 17; **Photonica:** Colin Gray 89; **Picture alliance/dpa/ASA:** Matthias Schrader 73, Ursula Düren 109, 137, Stephan Görlich 193, Wolfgang Langenstrassen 29, Alois Furtner 77, Horst Ossinger 120, Göbel 125, Bernd Settnik 156; **Privat:** Sabine Kückelmann 11 oben, 205; **Ullsteinbild:** 32, 203

Sachwörterverzeichnis

Michael Simperl

Lessness

Weniger ist mehr – genieße es

ISBN 978-3-548-36887-0
www.ullstein-buchverlage.de

Glück kann so einfach sein: Was kostet zum Beispiel ein Spaziergang in freier Natur, ein Gespräch unter guten Freunden, das Trinken von frischem Quellwasser? Nichts! Michael Simperl zeigt, wie man den Konsumterror bannt und sich auf das besinnt, was einem wirklich am Herzen liegt. *Lessness*: Das Wohlfühl-Programm durch Weniger!

»*Lessness* zeigt, wie Sie den Segen eines einfachen Lebens für sich entdecken.« *Frau im Spiegel*